1891

e

s

Kampfergeist und Anisöl – es war der typische Duft dieser und anderer Essenzen und Heilkräuter, der den kleinen und später den erwachsenen Mannfried Pahlow immer wieder wie magisch in eine Apotheke zog. Kein Wunder also, daß er sich sein Leben lang mit diesem Duft umgab und Apotheker wurde.
Den langen Weg vom gestrengen Vater bis zur eigenen Apotheke auf dem Land und die Menschen, die ihn auf diesen Weg gebracht und weitergeführt haben, schildert Mannfried Pahlow mit frischem Humor und dem Hintergedanken, daß der Mensch unter dem weißen Berufskittel, seine Zuwendung, sein teilnehmendes, verstehendes Wort zur rechten Zeit wichtiger ist als die teuerste Arznei.
Ein Buch zum Schmunzeln, aber auch zum Nachdenken – über sich selbst und seine Mitmenschen.

MANNFRIED PAHLOW

Kampfergeist und Anisöl

EUGEN SALZER-VERLAG HEILBRONN

SALZERS KLEINE REIHE
BAND 218

Zweite Auflage / 1985

Einbandgestaltung: Karlheinz Groß BDG
Satz und Druck: Offizin Chr. Scheufele, Stuttgart
Printed in Germany. ISBN 3 7936 0557 4

Die kleine Stadt-Apotheke

Sie trägt zwar den stolzen Namen STADT-APOTHEKE, meine kleine Apotheke, in der ich jetzt sitze, um einige Erinnerungen aufzuschreiben, doch der Name trügt. Nichts Städtisches oder gar Modernes haftet ihr an. Aussehen und Charakter könnte man eher als ländlich bezeichnen. Als ich sie übernahm, da hieß sie nur APOTHEKE mit dem bescheidenen Zusatz ›AM AMTSGERICHT‹ und als ich mich um sie bewarb, da setzte ich in die Anzeige: ›Ich gehöre aufs Land‹. Jetzt aber steht an der Außenfront groß und deutlich lesbar die Bezeichnung STADT-APOTHEKE. Weil's sonst bestimmt niemand glaubt, denke ich manchmal. Merkwürdig ist nur, daß ich selber an der Umbenennung nicht ganz schuldlos bin.

Das war so: Zur damaligen Zeit war es für die Marktflecken in Niederbayern ein besonderes Anliegen, zur Stadt erhoben zu werden. Das brachte Vorteile, auch wirtschaftliche, wurde aber von den Bürgern mehr als Ehre angesehen. Nach jahrelangen Vorverhandlungen hatte es mein neuer Heimatort dazu gebracht, endlich Stadt zu werden. Dieses Ereignis wurde mit einem großen Fest begangen. Eine aufwendige, aber gelungene Sache, mit geschichtlichem Umzug und einem Prachtfeuerwerk, wie es die Bürger vorher noch nie gesehen hatten, und selbstverständlich mit großem Bierzelt. Aber als das Fest zu Ende war, hießen wir zwar Stadt, doch waren wir es wirklich? Es hatte sich nichts geändert. Die Menschen jedenfalls waren nicht zu Städtern geworden. Man brauchte also sichtbare Zeichen. Es gab fortan einen *Stadtplatz,* einen *Stadtrat,* eine *städtische* Müllabfuhr und eine *städtische* Wasserversorgung. Aber den Bürgern war das zu wenig. Man hätte die Sparkasse sicher gerne zur *Stadt*-Sparkasse gemacht, doch sie war eine Kreiseinrichtung, die Polizei blieb Land-Polizei und die Feuerwehr freiwillig. Aber aus der Apotheke ließ sich eine *Stadt*-Apotheke machen. Konnte ich da nein sagen? Gewiß nicht, und so geschah es.

Fast 150 Jahre ist sie alt, die kleine Stadt-Apotheke, und ein großer Garten hinter dem Haus sowie ein Nebengebäude mit geräumigem Kräuterboden gehören dazu. Ich habe mich immer bemüht, ihr Gesicht zu erhalten und sie so zu belassen, wie ich sie vor über 30 Jahren vorfand. Ich wollte Erinnerungen an meine Kindheit »konservieren«, wollte den typischen Apotheken-Duft in ihr bewahren, der mich schon immer besonders angezogen hatte, und der mit dazu beigetragen hat, Vertrauen zu wecken zu dem Mann im weißen Kittel, dem Apotheker aus meinen frühesten Erinnerungen. Nie konnte ich mich deshalb entschließen, alte Standgefäße mit Drogen, Gewürzen, ätherischen Ölen oder Tinkturen auszusortieren, obwohl ihr Inhalt schon seit vielen Jahren nicht mehr gebraucht wurde. Sie verbreiten den Duft, der einfach zu einer richtigen Apotheke gehört. So stehen sie noch immer an ihrem Platz. Nicht nutzlos. Ihre Aufgabe ist es, zu duften. Immer dann, wenn ich von einer längeren Reise oder aus dem Urlaub zurückkomme und das erste Mal wieder in die Offizin gehe, spüre ich, ich bin wieder daheim. Auch bin ich nicht sicher, ob ich diese Erinnerungen an einem anderen Ort schreiben könnte als hier. Der Duft hilft mir dabei.

Doch von dieser kleinen Stadt-Apotheke, die Sie, verehrter Leser, nun fast schon kennen, wird erst am Schluß noch einmal die Rede sein. Was ich erzählen will, ist vielmehr mein Weg zu ihr, der weite Weg um viele Ecken, der aber gut beschildert und in finsteren Zeiten gut ausgeleuchtet war – durch liebenswerte Menschen, hervorragende Lehrer und Kollegen, denen ich auf dem Weg dorthin begegnet bin.

Ich wußte gar nicht, daß ich sie so intensiv suchte, und hätte man es mir gesagt, ich hätte den Gedanken weit von mir gewiesen.

Als ich einmal gefragt wurde, wie ich zu meiner kleinen Stadt-Apotheke gekommen sei, wurde mir klar, ich konnte den Hergang chronologisch erzählen, aber wie es wirklich war, konnte ich nicht mit Zahlen alleine ausdrücken. Es ist einfach so gekommen! Zu einfach, denn kommt überhaupt irgendetwas einfach so? Ich begann, darüber nachzudenken, immer wieder. Viele Begebenheiten wurden lebendig, wichtige und unwichtige. Und es entstand ein Zusammenhang, den ich vorher nicht bemerkt hatte. Jetzt glaube ich zu wissen, wie es war.

»Essigsalletonerde«

Mein Vater war Lehrer, und ich bin sein ältester Sohn.

Es war nicht ganz einfach, als ältester Sohn eines Lehrers vor mehr als 50 Jahren heranzuwachsen. Man mußte nämlich alles immer ein wenig früher, ein wenig schneller, ein wenig besser und ein wenig gründlicher lernen als die anderen Kinder.

Mein Vater war auch in der Schule mein Lehrer, und in der Schule hatte ich ihn mit *Herr Lehrer* anzureden wie die anderen Schüler auch. Ausnahmen ließ er nicht zu. Als preußischer Reserveoffizier und pommerscher Bauernsohn war er geprägt. »Zucht und Ordnung« waren ihm anerzogen, und er selbst erweiterte den Katalog der Tugenden um Gewissenhaftigkeit, Verantwortungsbewußtsein, Fleiß und Zuverlässigkeit. Die Schüler so zu erziehen, hielt er für seine vornehmste Aufgabe, mit der man nicht früh genug beginnen könne, meinte er. Frühzeitig also setzte mein Vater alles daran, aus mir einen tüchtigen Menschen zu machen.

Dazu gehörte es – so meinte er –, mich früh und schnell zur Selbständigkeit zu erziehen. Folglich schulte er mich, probeweise natürlich, schon mit fünf Jahren ein. Ich könne ja wieder aufhören, wenn es gar nicht ginge, milderte er seine Entscheidung ab. Doch wehe mir, es wäre nicht gegangen. So konnte ich schon mit knapp sechs Jahren lesen und schreiben, war also reif genug, Dinge zu lernen, die man können muß, will man im Leben seinen Mann stehen.

Ich wurde losgeschickt, Geld von der Bank zu holen, dieses dann auf der Post einzuzahlen, was das Ausfüllen einer Zahlkarte nötig machte, Rechnungen zu begleichen, Auskünfte einzuholen und Nachrichten zu überbringen. Anfangs war das furchtbar, doch bald wurde es zur Routine und klappte zumeist ausgezeichnet. Beim Zahnarzt gab es die erste Panne. Ich sollte eine Rechnung bezahlen. Geduldig saß ich im Wartezimmer, bis ich aufgerufen wurde. Ohne mich anzuhören setzte mich die Sprechstundenhilfe auf den Behandlungsstuhl, band mir einen weißen Latz um und befahl, den Mund weit aufzumachen. An Gehorsam gewöhnt, tat ich automatisch, was sie sagte und hatte auch sogleich kleine Zellstoffstücke in meinem Mund, die den Speichel aufsogen und das Sprechen und somit weitere Erklärungen völlig unmöglich machten. Der Zahnarzt hantierte dann mit Spiegel und Haken an meinen Zähnen herum und sagte schließlich, ich solle meinem Vater ausrichten, das Gebiß sei völlig in Ordnung. Als ich endlich sagen konnte, was ich wollte, nämlich nur eine Rechnung bezahlen, lachte er aus vollem Hals und meinte, das hätten wir beide auch einfacher haben können. Ganz neu für mich war, ein Mißgeschick, eine Dummheit, auch heiter zu sehen. Zu Hause erzählte ich nichts davon. »Nicht einmal eine Rechnung kann er ohne Zwischenfall bezahlen«, klang mir ohnehin die Stimme meines Vaters in den Ohren.

Im Verlauf weiterer Übungen, ein selbständiger und lebenstüchtiger Mensch zu werden, machte ich die erste Bekanntschaft mit einem Apotheker, unserem Apotheker müßte ich besser sagen. In meiner Heimatstadt gab es nur eine Apotheke. Damals hing die Zahl der Apotheken nämlich noch streng von der Zahl der zu betreuenden Einwohner ab. 10000 Einwohner waren für eine Apotheke vorgesehen.

Schon oft war ich an der Apotheke vorbeigekommen. Beim Näherkommen konnte man den geheimnisvollen Apothekengeruch wahrnehmen, ein Gemisch der verschiedensten Drogen und Zubereitungen. Bockshornklee, Baldrian, Pfefferminze, Kamille, verschiedene Gewürzdrogen, stark riechende Einreibemittel wie Senfspiritus oder Kampfergeist, Eukalyptus-, Nelken- und Anisöl gemischt mit dem Duft zahlreicher Tinkturen ergeben einen typischen Geruch, der nur Apotheken zu eigen ist. Ich mochte diesen Geruch. Wenn ich an der Apotheke vorbeikam, ging ich immer ganz langsam, um viel davon abzubekommen. Oft wartete ich auch, bis jemand herauskam oder hineinging. Dann war der Duft besonders intensiv. Selber war ich noch nie in der Offizin gewesen. Offizin nennt man den Verkaufsraum einer Apotheke, wie mir mein Vater gesagt hatte.

Ich hatte den angenehmen Auftrag erhalten, etwas aus der Apotheke zu besorgen. Doch die Freude wurde getrübt, weil ich nicht mehr wußte, was genau ich holen sollte. Noch einmal umzukehren, um zu Hause nachzufragen, erschien mir nicht ratsam. So überlegte ich angestrengt, was mir aufgetragen war. Es war ein Mittel für Umschläge. Essig, Ton und Erde waren Bestandteil des Namens. Aber irgendwo in der Mitte fehlte noch etwas. Ich sprach unterwegs diese Worte laut vor mich hin, veränderte die Reihenfolge und füllte die fehlende Stelle jeweils mit den verschiedensten Lauten. Dabei versuchte ich, mich an den Klang des Wortes zu erinnern. Schließlich war ich sicher; meine Mutter hatte *»Essigsalletonerde«* gesagt. Und jetzt ging ich vergnügt an die Erfüllung meiner Mission. Was *»Essigsalletonerde«* war, wußte ich natürlich nicht. Was tat's, denn was aus der Apotheke stammte, war ohnehin immer geheimnisvoll. Zu Hause wurde es auch besonders sorgfältig aufbewahrt.

Voller Erwartung öffnete ich die Tür zur Offizin. Eine Glocke ertönte, und ein betäubender Duft schlug mir entgegen. Ich war restlos begeistert, vergaß Guten Tag zu sagen und blickte nur voller Staunen und Bewunderung auf die vielen Gläser, Flaschen, Töpfe und Büchsen aus Holz und Porzellan, die in Regalen an den Wänden aufgereiht waren.

Auf einem Tisch stand auch eine Waage mit einem Adler oben drauf. Den Apotheker, der sich längst an mich gewandt hatte, bemerkte ich nicht.
»Hallo, kleiner Mann, was sollst du denn holen?«
Ach du meine Güte, jetzt hatte ich alles vergessen. Schüchtern schaute ich auf. Da sah ich in das freundliche Gesicht eines älteren Mannes im weißen Berufskittel. Er trug eine Nickelbrille, hinter der lustige Augen lächelten.
»Mir scheint, du hast vergessen, was du holen sollst, oder hast du einen Zettel dabei?« fragte er freundlich und ermunternd.
Einen Zettel hätte man mir niemals mitgegeben, dachte ich. »Wozu hat man denn ein Gedächtnis?« hätte mein Vater gesagt. Noch bevor ich antworten konnte, meinte der Apotheker: »Dann müssen wir eben raten.«
Nun erzählte ich, was ich noch wußte oder besser, was mir jetzt wieder einfiel, redete von Essig, Ton und Erde und suchte nach der fehlenden Silbe und dem doch vorher so gut geübten Wort *›Essigsalletonerde‹*. Aber der Apotheker kam mir zuvor.
»Na also, die essigsaure Tonerde fülle ich dir dann gleich ab. Ist auch ein schweres Wort, wenn man nicht weiß, was es ist oder wie das Wort entstanden ist. Soll ich dir das mal erklären?«
Ich war so überrascht, daß ich nur nickte. Er sprach nicht von Dummheit oder Unfähigkeit, mir was zu merken. Ganz anders als mein strenger Vater. Und dann nahm sich der Apotheker Zeit, mir zu erklä-

ren, wie das Wort entstanden ist, zeigte mir auch die große Flasche, aus dem er abgefüllt hatte, das Standgefäß, wie er sie nannte. Da stand aber ganz was anderes darauf. »Liq. Alumin. Acet.«, buchstabierte ich, und der Apotheker erklärte mir, daß das die lateinische (pharmazeutische) Bezeichnung für essigsaure Tonerde sei. Inzwischen hatte er eine kleine Flasche gefüllt, ein rotes Schild daraufgeklebt und sie mit einem Korkstopfen verschlossen. Ganz obenauf kam nun noch ein rotes Häubchen, die Tektur. Dann durfte ich bezahlen. Mit besonders freundlichen, ja wohlwollenden Worten wurde ich verabschiedet.

Ich hatte viel Neues gelernt, ging stolz nach Hause, um schnell über so viel Schönes berichten zu können.

»Hast du die *Essigsalletonerde* bekommen? Du warst aber lange weg«, empfing mich meine Mutter.

Mir blieb der Mund offen stehen. Mutti hatte wirklich *Essigsalletonerde* gesagt. Ich beeilte mich, ihr zu erzählen, was ich in der Apotheke alles gelernt hatte, daß das Zeug *essigsaure Tonerde* hieß und woher die Bezeichnung kommt, denn ich war richtig stolz auf mein Wissen und stolz, meine Mutter auch mal belehren zu können. Die Antwort aber war sehr kurz.

»Für mich bleibt es die *Essigsalletonerde,* so hat sie schon deine Großmutter genannt.«

In die Apotheke ging ich von da an immer gerne. Ich bedauerte sogar, daß wir alle so gesund blieben.

Waren wir wirklich einmal erkältet, war unsere Oma mit ihren Hausmitteln schnell zur Hand, verordnete Lindenblütentee oder Huflattichtee mit Honig, und wenn es ganz schlimm war, Zwiebelsaft mit Rettich. Das schmeckte zwar fürchterlich, half aber immer. Hatte jemand Bauchweh, so wußte sie ebenfalls gleich den richtigen Tee: Tausendgüldenkraut, Kalmus, Pfefferminze oder Wermut, und ansonsten durfte man eben nicht krank sein. Außer Masern, Windpocken und Röteln, die als unabwendbare Übel galten, war jede Krankheit ein Zeichen von Untüchtigkeit, und die zeigte man nicht, zumindest nicht bei uns.

Dennoch schaffte ich es, recht oft in die Apotheke zu kommen. Ich erbot mich nämlich in unserer Nachbarschaft, Botengänge zu machen; besonders dort, wo ich erfahren hatte, daß jemand krank war. Der Apotheker und ich, wir waren bald gute Freunde. Vielleicht gefiel ihm mein Interesse. Mir gefiel seine Freundlichkeit, seine Güte, sein Verständnis für alles. Wenn ich warten mußte, hörte ich gerne zu, was er mit seinen Kunden sprach. Er war zu allen freundlich, vor allem aber zu älteren und hilflosen Menschen. Für die nahm er sich besonders viel Zeit, hatte stets ein Wort der Ermunterung, des Trostes aber auch der Ermahnung parat, mal heiter, mal ernst oder besorgt, aber immer gütig. Und oftmals schenkte er einem Rentner ein Schnäpschen ein, in ein eigenartiges weißes Gefäß, einen Glühtiegel, wie ich heute weiß. Ob es eine Bäuerin war, deren Kuh

Blähsucht hatte, ob ein Knecht, den das Rheuma plagte, oder ein Schrebergärtner, der Wühlmäuse bekämpfen wollte, immer wußte er Rat. Als sich einmal eine – so schien es mir – recht geizige Frau bei ihm beschwerte, daß der Medizinverbrauch ihres Schwiegervaters, den sie ja mit durchfüttern müsse, recht groß sei und gar noch gut schmecke, da wurde er richtig böse. Er machte ihr klar, was sie diesem alten Mann, dem sie letztlich verdanke, was sie besitze, schuldig sei. Dabei sparte er nicht mit derben Worten. Ganz beschämt zog die Frau von dannen, denn er hatte ihr deutlich gesagt, daß er, falls sie andeuten wolle, er verdiene zu viel an dem alten Mann, für die Arznei in Zukunft nichts verlangen würde. Aber bekommen solle er sein ›Schnäpschen‹ auf jeden Fall.

Erziehung zur Persönlichkeit

Die nächsten Jahre meines Lebens verliefen einigermaßen ›normal‹. An Strenge und Disziplin war ich gewöhnt, und Fleiß hatte mir mein Vater auch zur Genüge eingeimpft. Ich war also hart im Nehmen und verkraftete die Pennälerzeit ebenso wie die Schikanen der Hitlerzeit mit Härteübungen und Wehrertüchtigungslagern ohne große Schwierigkeiten. Auch meine Rekrutenzeit, die Kriegseinsätze, die Verwundung und Gefangenschaft überlebte ich, und von der Stunde Null an begann mein eigenes Leben. Hier soll es weitergehen, das Zwischenspiel darf ich überspringen. Mit einer Ausnahme: Da war noch jemand, den ich nicht vergessen kann, an den ich immer wieder in großer Verehrung und Dankbarkeit denke und von dem ich meinen Kindern oft erzähle. Nie bin ich sicher, ob das, was ich über diesen Mann berichte, recht verstanden wird, weil es vielleicht nur für mich damals in einer Zeit, in der wir in jeder Hinsicht »ausgerichtet« wurden, so bedeutsam war. Es war unser Chemielehrer, ein kränklicher, unscheinbarer Mensch. Man hielt ihn für völlig untüchtig. Nie hatte jemand den Versuch gemacht, ihn an die Front zu schicken, ihn mit Parteiämtern zu betrauen oder ihm besondere Aufgaben zu übertragen. Er wurde einfach übergangen, als existiere er nicht. Gut für ihn und für uns, seine

Schüler. Dieser Mann hielt einen außergewöhnlichen Unterricht. Er sah in uns, seinen Schülern, keine Nummern, sondern Persönlichkeiten. Er machte uns Mut, unsere eigene Persönlichkeit zu entwickeln, uns selber wichtig und ernst zu nehmen, uns nicht nur als Teil des »Großdeutschen Reiches« zu sehen und uns einzufügen und gleichschalten zu lassen, sondern eigene Gedanken zu haben, eigene Meinungen zu erarbeiten und zu vertreten. Politisch war er nicht. Zu dieser Zeit wäre es für ihn reiner Selbstmord gewesen, Schüler gegen Hitler zu mobilisieren – ein völlig aussichtsloses Unterfangen. Wir, herangewachsen im Dritten Reich, hätten das nicht begriffen. Aber Persönlichkeit findet nicht nur in politischen Aktionen ihren Ausdruck.

Auch dieser Lehrer hatte seinen Lehrplan. Er mußte sich danach richten und hatte Erfolge vorzuweisen. Aber *wie* er das machte, schrieb ihm niemand vor. Er war zu unbedeutend, als daß man ihn beobachtete. So lernten wir wie in allen anderen Schulen auch Chemie nach Lehrplan. Hinter großen und kleinen Entdeckungen in der Chemie, hinter genialen Erkenntnissen theoretischer und praktischer Art, hinter Formeln und Apparaten aber steckten Menschen, mit ihren ganz persönlichen Eigenarten. Die zeigte er uns. Hinter dem Bunsenbrenner verbarg sich für uns Herr Professor Bunsen, hinter der Harnstoffsynthese Herr Scheele, hinter dem katalytischen Feuerzeug Herr Döbereiner, hinter dem Kolben Herr Erlenmeier, dem Kühler Herr Liebig, dem Wasserzersetzungsapparat Herr Hoffmann. Alle diese Menschen hatten Probleme und Schwierigkeiten, lebten in ihrer Welt, die auch nicht ganz heil war. Sie kämpften für ihre Ideale, ihre Ziele oft gegen eine mächtige Bürokratie und listige Widersacher. Und darüber sprach er zu uns, ausführlich und erschöpfend, ohne den Stoff zu vernachlässigen. Wir, seine Schüler, begriffen dabei, daß kein Mensch nur Befehlsempfänger sein kann und entdeckten auch *uns* als Persönlichkeit. Es gab also noch anderes als Disziplin, Gehorsam, Fleiß und Zuverlässigkeit, nämlich uns selbst. Auf dem Schulhof in der Pause sprachen wir oft über diesen Unterricht. Wir konnten es damals alle nicht so recht artikulieren, doch uns ist klar geworden, daß wir mehr waren, als man uns erlauben wollte, und unsere Aufgaben größer und anders gelagert, als man uns lehrte.

Der Anfang meiner Apothekerlaufbahn

Jetzt aber sei mir der große Sprung erlaubt, der Sprung in eine andere Zeit. Der Krieg war zu Ende, verloren für uns, wie wir es zum Schluß kaum noch anders erwartet hatten. Die Stunde Null war für alle angebrochen. Wir waren arm, aber endlich wieder frei!

Meine Heimat war verlorengegangen, nach Hause konnte ich nicht, und so nahm ich gern das Anerbieten eines Freundes aus der Gefangenschaft an, mit ihm zu Verwandten nach Unterfranken zu gehen.

Würde man mich dort aufnehmen? Würde man mir Zuflucht gewähren, eine Schlafstelle geben und vielleicht auch etwas zu essen? Das waren bange Fragen, denn nach dem Krieg herrschten Not und Hunger überall.

An einem warmen Spätsommertag gingen wir durch das kleine Dorf, um das Haus der Verwandten zu suchen. Friedlich wurden die Häuser von der Sonne beschienen, und die Menschen waren damit beschäftigt, die Ernte einzubringen. Man sah uns an, daß wir Heimkehrer waren, und sprach mit uns. Man wollte wissen, woher wir kamen, wie es im Lager gewesen war und ob wir vielleicht Nachricht hätten von einem noch verschollenen Sohn oder Va-

ter. Denn viele Eltern warteten auf den Sohn, viele Frauen auf den Mann und Kinder auf ihren Vater, den viele noch gar nicht kannten.
Ich wurde freundlich aufgenommen, durfte zunächst einmal bleiben, bekam auch etwas zu essen (Kartoffeln und Apfelbrei, weil es gerade Erntezeit für Kartoffeln und Äpfel war), und dann würde man weitersehen, sagten meine Gastgeber. Es herrsche ja überall ein heilloses Durcheinander.
So gut ich konnte, machte ich mich nützlich, half auf dem Feld, auf dem Hof und betreute die Kinder.
»Wie werden wir nur über den Winter kommen?« Diese bange Frage hörte ich aus der Küche. »Ich will versuchen, alles einzumachen, was nur möglich ist, jeden Apfel, jede Zwetsche, Kraut und rote Beete, doch damit es nicht verdirbt, brauche ich Weinsteinsäure, Salizyl und auch einige Gewürze. Unser Apotheker wird das bestimmt nicht mehr haben. Der bekommt auch nichts mehr geliefert. – Und zum Tauschen haben wir nichts.« Darauf der Mann: »Hast du es denn schon versucht? Wenn er noch was hat, dann bekommen wir es auch. Er hat uns noch nie im Stich gelassen. Schmieren läßt *der* sich nicht, lieber hungert er selber. Ich rede mal mit unserem Soldaten (das war ich), der kann doch die paar Kilometer gehen, um in der Apotheke nachzufragen.«
Als ich das hörte, brauchte man mich nicht erst zu bitten. Ich erbot mich sofort, den Weg in die Apo-

theke zu machen, auch auf die Gefahr hin, daß es umsonst sein würde. Allein das Wort ›Apotheke‹ stimmte mich vergnügt. Alles fiel mir wieder ein, der Geruch, meine erste Begegnung mit unserem Apotheker zu Hause, die *»Essigsalletonerde«* meiner Mutter und die gütigen Augen des Apothekers, der jedem half, der zu ihm kam, jeden ermunterte, der eine Ermunterung nötig hatte, und jeden so nahm, wie er war. Lange hatte ich nicht mehr an diesen Mann gedacht; nun erschien alles überdeutlich, so nahe, als sei es erst gestern gewesen. Ich war unendlich froh gestimmt, dankbar und heiter. Das strahlende Spätsommerwetter trug das Seine dazu bei, und plötzlich begann ich zu singen. Wie ich auf die zwei Königskinder verfiel, die nicht zusammen kommen konnten, weiß ich nicht, aber ich sang es laut und voller Wärme, wie ich es im Schulchor, in dem wir das Lied vielstimmig zwei Jahre hindurch geübt, nie gesungen hatte. Ich dachte an unseren Musiklehrer, dem wir als Pennäler das Leben wahrlich nicht leicht gemacht hatten. Sein Herz wäre gehüpft vor Freude über die späten Früchte seines Unterrichts. Mir fielen all die Bosheiten ein, die wir dem Mann angetan hatten: der nasse Schwamm auf seinem Hocker vor dem Flügel in der Aula, die Bemühungen, einen frühen Stimmbruch vorzutäuschen und mein Blödsinn, den ich schrieb, als wir die Musik von Max Reger erläutern sollten. Mit Heinzelmännchens Wachtparade, ja, damit könne man mich begeistern, doch mit Regers Musik solle man mir vom Leibe bleiben; so etwa schrieb ich und war damals sehr stolz auf mich. Schließlich zählte das Fach Musik ja nicht. An all das erinnerte ich mich, als ich zur Apotheke eilte und als die beiden Königskinder das Opfer der falschen Norne geworden waren, sang ich noch vergnügter, noch lauter »Wem Gott will rechte Gunst erweisen«. Und in der Tat, er erwies mir »eine rechte Gunst«, bescherte mir einen neuen Anfang, half, wo nur er helfen konnte. Aber ich will nicht vorgreifen.

Mein verwundetes Bein begann langsam zu schmerzen. Ich war in meiner Freude wohl zu schnell gegangen. Weit konnte es bis zur Apotheke aber nicht mehr sein. Ich sah schon den Kirchturm des Ortes, in den man mich geschickt hatte, und unweit der Kirche lag die Apotheke – so hatte man mir erklärt. Ich fand sie schnell. Etwas abgerückt von der Straße entdeckte ich das Haus hinter einem blühenden Vorgarten, friedlich und unberührt von Krieg und Elend. So schien es wenigstens. Ein neuer Verputz an der Außenfront wäre nötig gewesen, aber die blühenden Herbstblumen, die Dahlien und Herbstastern im Vorgarten verzauberten alles. Meine Stimmung, meine Erinnerungen waren bei dieser Verzauberung beste Gehilfen. Ich blieb zunächst vor dem Eingang zum Garten stehen. Ein eisernes Tor stand auf und lud zum Eintreten ein. Meine Nase schnupperte. Wo war der Duft? War der Abstand noch zu groß oder gab es den Apothekenduft hier nicht? Langsam ging ich näher. Und jetzt roch ich, was ich erwartet hatte. Es ›duftete‹ untrüglich nach Apotheke.

Als ich die Tür öffnete, fand ich alles wieder, was zu einer Apotheke gehört. Die Gläser und Töpfe, die Büchsen und Kruken* und die Waage, die sogar hier einen Adler zur Zierde trug. Mein Herz klopfte schneller, und wie beim ersten Mal, als ich eine Apotheke betrat, übersah ich wieder den Apotheker, der sich fragend an mich gewandt hatte.

»Entschuldigen Sie bitte« war alles, was ich zunächst sagen konnte. Ich blickte in ein trauriges Gesicht. Die Augen lächelten nicht, sie wollten eher weinen. Hatte der Krieg doch Wunden geschlagen? Täuschte mich das heiter, unversehrte Aussehen der kleinen Apotheke im blühenden Vorgarten? Ich war bestürzt und in die Wirklichkeit zurückgestoßen.

»Heil durch den Krieg gekommen?« fragte mich der Apotheker. »Das ist gut, aber wie wird es weitergehen mit uns allen? Der Meine (er sprach von seinem Sohn) ist in Stalingrad geblieben, und ich sitze da mit all der Verantwortung für meine Kunden, mit all der Sorge um deren Gesundheit in Haus und Stall; ich kann die Arbeit kaum noch schaffen, weil so gut wie alles selbst gemacht werden muß.

»Verzeihung«, sagte er nach einer kurzen Pause, »es ist gerade mal wieder so über mich gekommen, als ich Sie eintreten sah. Darüber habe ich ganz vergessen, Sie nach Ihren Wünschen zu fragen.«

* Alte Ton- oder Steinguttöpfe für Salben.

»Das macht gar nichts«, erwiderte ich und ärgerte mich sogleich, daß mir nichts anderes eingefallen war. Doch dann erzählte ich ihm, wer mich geschickt hatte und was ich holen sollte. Der Apotheker arbeitete inzwischen wieder an einer Salbe und ließ auf eine Antwort warten. Dann schob er seine Brille auf die Stirn und sah mich lange an.
»Werden Sie es mir glauben, wenn ich sage, daß ich auch nicht einen Ihrer Wünsche erfüllen kann?«
»Ich glaube es«, sagte ich, »aber vielleicht kann *ich* Ihnen helfen, Ihnen Arbeit abnehmen, damit Sie nicht selbst krank werden«, fügte ich hinzu, ohne recht zu bedenken, was ich da sagte.
»Eine Hilfe könnte ich schon gebrauchen, doch was weiß ich von Ihnen? Wir sehen uns heute zum ersten Mal. Erzählen Sie mir von sich, hübsch der Reihe nach, aber ohne zu flunkern. Vertrauen gedeiht nur auf dem Boden der Wahrheit. Ich muß allerdings dabei weiterarbeiten, werde aber dennoch ein aufmerksamer Zuhörer sein.«
Und so erzählte ich von meinem Vater, meiner Schulzeit, meinen Lehrern, der Kriegszeit und der Gefangenschaft. Mein Gegenüber nickte manchmal, sagte aber nichts, bis ich meinte, das sei wohl alles, was er wissen müsse.
»Dann können Sie ja mein Praktikant werden, die Voraussetzungen sind gegeben«, meinte er, und nach einer langen Pause, während der ich schon fürchtete, er würde sich doch anders besinnen, fügte er hinzu: »Aber ob Sie ein guter Apotheker werden,

das ist noch nicht gesagt. Zum Apotheker taugt nicht jeder und zum Landapotheker erst recht nicht. Hoffen wir, daß wir beide bis zum Ende der Probezeit klar sehen. Wenn Sie wollen morgen früh um acht Uhr.«
Pünktlich, ja auf die Sekunde pünktlich, war ich am nächsten Tag zur Stelle. Eine Uhr besaß ich nicht und deshalb war ich frühzeitig losgegangen. Ich wartete auf der Straße so lange, bis die Kirchturmuhr acht mal schlug. Der achte Schlag vermischte sich mit dem Läuten der Türglocke, die meine Ankunft meldete.
»Pünktlich sind Sie ja«, waren die ersten Worte, die ich von meinem neuen Prinzipal hörte, und von nun an lernte ich einen sonderbaren Apotheker kennen, ein Original, wenn man so will. Exaktheit und Gewissenhaftigkeit, wie ich sie von meinem Vater kannte, waren ihm ungemein wichtig, doch daneben war er ein gütiger, mitfühlender Mensch, der sich hinter der Genauigkeit, die sein Leben bestimmte, zu verstecken schien. Die Leute – er duzte sie alle – mochten ihn und übersahen seine Schrullen, weil sie wußten, daß sie immer mit ihm rechnen konnten. Ich habe mich oft über ihn geärgert, über seine Pingeligkeit, doch je mehr ich ihn kennenlernte, desto mehr wuchs meine Hochachtung für ihn, und wenn ich ehrlich bin, er hat mich entscheidend geprägt. Oft ertappe ich mich, daß ich noch heute so handle, wie er es damals tat.
Gleich nach meinem Eintreffen begann er, mich

auszubilden. Arbeit gab es ja genug. Zunächst aber hielt er mir einen Vortrag, der etwa so lautete: »Sie wollen, wenn wir uns richtig verstanden haben, bei mir das Apothekerhandwerk erlernen. Damit wollen wir sogleich beginnen, doch vorher einige Worte, die ich zu beherzigen bitte, denn sonst werden alle meine Bemühungen fruchtlos sein. Gewissenhaftigkeit, Ordnung und Sauberkeit sind die Grundtugenden des Apothekers bei seiner Arbeit.«
– Sprach hier mein Vater?
»Gewissenhaftigkeit lernt man besonders an kleinen, unbedeutenden Handlungen und Verrichtungen«, fuhr er fort. »Die scheinbare Kleinigkeit, das Unbedeutende ist das Bedeutsamste in der Pharmazie. Und für den Umgang mit den Patienten, unseren Kunden, gilt der Satz der Kaufleute ›der Kunde hat immer recht‹ in keiner Weise. ›Recht‹ hat hier der Fachmann, der dafür verantwortlich ist, daß seine Kunden aus Unwissenheit keinen Schaden an ihrer Gesundheit nehmen. Nicht der Umsatz ist entscheidend, sondern der Nutzen, den wir durch unsere Beratung stiften, oder, wenn Sie es so wollen, den Schaden, den wir verhüten. ›Nil nocere‹, wie die Lateiner sagen. Auf ein Geschäft zu verzichten, ist Ehrensache, wenn es um die Gesundheit geht. Wir müssen den Mut aufbringen, nein zu sagen, auch wenn wir mißverstanden werden.«
Und ohne Pause, ohne Übergang, unterwies er mich in der Kunst, eine Salbe herzustellen. Jeden Handgriff zeigte er mir, erklärte, warum das so sein

müsse, machte es auch praktisch vor, und ließ es mich nachmachen. Er stand daneben und überwachte alles, was ich tat, auch noch beim zweiten-, dritten- und viertenmal. Daß mich diese Überwachung ärgerte, merkte er wohl. Es störte ihn nicht, er ließ erst dann davon ab, als er sicher war, daß ich es richtig ausführen konnte. Salben stellten wir pausenlos her – die schlechte Ernährung, das Fehlen von Seife und die Ausbreitung der Krätze führten zu zahlreichen Hautausschlägen. Bald fühlte ich mich als Fachmann auf diesem Gebiet, aber immer noch ließ sich mein Prinzipal das Endprodukt zeigen, bevor ich es in die Salbenkruke einfüllen durfte.
Dann kamen die Pulver, die Latvergen*, die Zäpfchen, Sirupe und Mixturen an die Reihe und zum Schluß die Pillen.
»Wer keine guten Pillen machen kann, ist für mich kein guter Apotheker«, war seine Einleitung. »Das kann man nur zu einem Teil erlernen, der Rest ist Fingerspitzengefühl, das man hat oder nicht hat.«
Ich mußte ihm recht geben, denn die Pillenmasse richtig ›anzustoßen‹, die Bindemittel richtig zu wählen und die rechte Konsistenz vor dem Ausrollen zu treffen, erfordern Erfahrung und Fingerspitzengefühl. Um es kurz zu machen: Bei mir ging einiges daneben, doch schließlich hatte ich zur Freude meines Chefs den Bogen raus. Meinen Bemühungen, ein guter Apotheker zu werden, stand nun sei-

* Musartige Arzneizubereitungen

ner Meinung nach nichts mehr im Wege. Ich hatte plötzlich das Gefühl, akzeptiert zu werden. Und doch – die schwierigen Rezepte machte mein Chef immer selber. Als ich ihn dabei beobachtete, mußte ich lächeln. Seine Sorgfalt schien mir maßlos übertrieben. Er merkte es, sagte aber nichts und ließ selbst in keiner Weise davon ab.

Übertrieben erschienen mir auch seine Ermahnungen an die Kunden, denen er überdeutlich sagte, was ihm wichtig war. Als ich ihn fragte, war er darüber nicht verwundert oder gar verärgert.

»Ich habe Ihr Mißfallen längst bemerkt, aber von Übertreibung kann gar nicht die Rede sein. – Nennen Sie es ›akzentuieren‹, dann fällt es leichter, das zu verstehen. Wir haben es mit Laien zu tun, die wir beraten, für die wir verantwortlich sind, und Übertreibung ist ›Stilmittel‹.«

Auch mit seiner Höflichkeit schien es nicht weit her zu sein, eher grob kam mir sein Verhalten vor. Das ›Du‹ zu allen seinen Kunden wollte ich hier auf dem Land noch akzeptieren, aber wie er manchmal mit ihnen umsprang, erschien mir zu ungeschliffen. Als sich meine Beziehung zu meinem Chef privat und dienstlich soweit gefestigt hatte, daß ich mir eine solche Frage erlauben konnte, sprach ich ihn daraufhin an.

»Höflichkeit, lieber junger Kollege, was ist das eigentlich? Können *Sie* mir das sagen? Ich weiß es nämlich nicht! Oft habe ich darüber nachgedacht und auch kluge und weniger kluge Bücher befragt, weil ich diese, Ihre Kritik öfter zu hören bekomme. Ich halte mich nämlich durchaus für höflich, für sehr höflich sogar. Aber vielleicht weiß ich wirklich nicht, was Höflichkeit ist. Nehmen wir doch einmal einen kleinen Vers von Wilhelm Busch, der für mich ein liebenswürdiger Philosoph ist. Wie sagt er doch:

›*Da lob ich mir die Höflichkeit,*
Das zierliche Betrügen.
Du weißt Bescheid,
Ich weiß Bescheid,
Und allen macht's Vergnügen.‹

Wollen Sie Höflichkeit so definiert sehen? Dann kann und will ich nicht höflich sein. Oder wollen Sie dem Sprichwort folgen: ›Höflichkeit ziert den Mann und kostet nichts?‹ Auch das ist zu billig, mir jedenfalls, und lesen Sie in der Literatur oder in Briefen: ›Als wir uns wiedersahen, tauschten wir *nur* Höflichkeiten aus‹, Er stimmte *nur* aus Höflichkeit zu‹ oder ›Aus Höflichkeit schwieg er‹, dann wird doch deutlich, daß man (sich) nichts zu sagen hat, nichts sagen will und sich offensichtlich hinter der Höflichkeit versteckt.
Nein, junger Freund, wer Höflichkeit so versteht, der mag mich ruhig unhöflich nennen. Darauf bin ich dann sogar stolz.«
Jetzt machte er eine große Pause, und ich dachte, er leidet unter seinem Ruf, unhöflich zu sein. Hätte er sich sonst wohl so damit beschäftigt, daß er gut ar-

gumentieren konnte? Schließlich schob er wieder seine Brille hoch, eine Eigenart, die ich bereits kannte. Auf diese Geste folgten zumeist ganz ernste Worte oder eine in langer Zeit gereifte Entscheidung. Ich war also gespannt, wie es weiterging. »Verstehen Sie aber unter Höflichkeit das Zurückstellen der eigenen Person zum Nutzen und Vorteil des anderen – und das sollte jeder als seine oberste Pflicht ansehen –, dann bin ich doch nicht unhöflich, jedenfalls nicht sehr«, fuhr er fort. »Und was die Worte angeht, da halte ich es mit Goethe:

›Bewunderung von Kindern und von Laffen,
wenn euch danach der Busen steht,
doch werdet ihr nie Herz zu Herzen schaffen,
wenn es euch nicht von Herzen geht‹.

Da geht es dann sogar noch weiter:

›Sitzt ihr nur immer, leimt zusammen,
braut ein Ragout von anderer Schmaus,
und blast die kümmerlichen Flammen
aus eurem Aschenhäufchen aus.‹

So ähnlich war's doch, oder haben Sie das nicht auch in der Schule gelernt? Grobe Worte, ungehobelte, wenn sie von Herzen kommen, wenn sie ehrlich sind, sind mir lieber, als höfliche Halbheiten oder gar Heucheleien. Höflichkeit, wie sie oft geübt wird, kann man trainieren um des eigenen Vorteils willen. Aber ist es dann noch Höflichkeit, ist es dann noch weit von Verlogenheit und Gemeinheit entfernt? Das grobe Wort, verantwortungsvoll und ehrlich gebraucht, wird häufiger als Höflichkeit verstanden, als man es uns einreden will. – Sie müssen mir nicht zustimmen, aber nachdenken sollten Sie darüber. Das wär's dann wohl wieder, Herr Kollege. An die Arbeit also.«

Eigenartig, wenn er mich Herr Kollege nannte, dann lag was in der Luft, dann war es ihm wichtig, wenigstens von mir verstanden zu werden.

Apotheker oder Pharmazeut?

Interessant war auch die theoretische Ausbildung, die er mir angedeihen ließ. Er nannte sie Theorie, doch war es mehr ein Vermitteln von Fachwissen, verknüpft mit echter, praktischer Pharmazie, dem Dienst am Patienten. Irgendwie packte ihn ein besonderer Ehrgeiz, aus mir einen Apotheker zu machen, wie *er* ihn verstand, und keinen ›Pharmazeuten‹. Diese Unterscheidung traf nicht mein Lehrchef mit diesen Worten, sie hörte ich wenig später aus dem Munde eines anderen und mir fiel dabei sogleich auf, daß das die Ausbildungsrichtung meines Prinzipals war. Es ist sehr schwer, das rechte Beispiel auszuwählen, um mich verständlich zu machen. Täglich gab es Gespräche, die alle beachtenswert waren, doch dem Laien nicht viel sagen. Ich versuche es dennoch:

Apothekerpraktikanten mußten damals ein Herbarium anlegen, also auch ich. Wie man das macht, wurde mir in allen Einzelheiten gesagt, doch dann blieb ich mir selbst überlassen. Als ich meldete, ich hätte die vorgeschriebenen 150 Pflanzen beieinander, ließ sich mein Chef das Ergebnis zeigen. Liebevoll hatte ich sie getrocknet, eingeklebt, beschriftet und das, was nicht auf ein Herbarblatt ging, mir aber doch wichtig erschien, in Form kleiner Zeichnungen hinzugefügt. Ein Meisterwerk, so schien es mir. Freunde, denen ich es zeigte, bestärkten mich in dem Glauben, Einmaliges geschaffen zu haben. Stolz zeigte ich es daher vor. Mein Chef ließ sich Zeit. Er betrachtete jedes Blatt genau, las die Beschriftungen und sagte kein einziges Wort. Nach Stunden erst – ich hatte derweil im Labor gearbeitet – rief er mich zu sich. Einige Blätter hatte er beiseite gelegt, über die er mich befragte, nach der Stammpflanze, der Pflanzenfamilie, den Inhaltsstoffen, der Wirkung oder der Giftigkeit. Ich antwortete ohne Stocken und vor allen Dingen richtig, weil ich gründlich vorbereitet war. Nun war doch wohl ein Lob fällig, dachte ich mir. Es kam auch.

»Eine ausgezeichnete Arbeit, ein Meisterwerk, und gut vorbereitet sind Sie auch. Ich gratuliere. Das gibt eine Eins im Vorexamen.«

Dann schob er seine Brille auf die Stirn, und ich wußte, die Kritik, die jetzt folgte, würde negativ sein.

»Sagen Sie mal, wollen Sie Professor werden oder Apotheker? Wofür bereiten Sie sich vor? Für die Wissenschaft oder für die Apotheke?« Mit dieser Frage hatte ich nicht gerechnet und konnte darauf auch nicht antworten.

»Ist etwas nicht in Ordnung?« fragte ich betroffen.

»Doch, alles ist in Ordnung, eine saubere Arbeit, aber eine Kleinigkeit fehlt, eine Kleinigkeit, die sicher niemandem auffällt, es sei denn, es prüft Sie ein richtiger Apotheker. Sie haben auf Wirkung hin gearbeitet. Sie haben die ›Schönen‹ unter den Pflanzen bevorzugt, die sich aufgrund der Blütenfarbe, Form und Größe gut im Herbar ausmachen, doch Sie haben die ›Kleinen‹, die unbedeutenden Pflanzen, verschmäht. Wo sind zum Beispiel die beiden Brennesselarten, die in der Therapie und noch mehr in der Volksmedizin eine große Rolle spielen? Wo sind die vielen Unkräuter, mit deren Bekämpfung sich unsere Landwirte und Gärtner herumschlagen? Die haben Sie weggelassen. Aber auch darüber muß ein Apotheker Bescheid wissen. Die muß er besonders gut kennen, denn die werden ihm von Kunden gebracht, damit er ihnen sagt, wie man sie bekämpft. Was ist mit den Giftpflanzen, den giftigen Ziergewächsen in Garten und Park? Die werden pharmazeutisch zwar fast nicht genutzt, aus denen wird kein Tee gekocht, doch die Kinder essen sie manchmal, und die Eltern bringen sie Ihnen in die Apotheke, damit Sie sie erkennen und Gegenmaßnahmen nennen können. So sieht es in der Praxis aus. Da braucht man unsere Hilfe ebenso wie auf dem rein pharmazeutischen Sektor. Verstehen Sie mich? Ich hoffe sehr und deshalb ans Werk! Noch haben Sie Zeit, das zu lernen, was auch wichtig ist, und womit man Sie an der Hochschule kaum besonders füttern wird. Die Ärzte aber verlassen sich auf unsere botanischen Kenntnisse.«

Dann verschwand er und ließ mich allein. Erst am

Abend fragte er, ob er mich sehr schockiert habe. Fast kleinlaut klang das, doch – so fügte er hinzu – er habe sich nun mal in den Kopf gesetzt, einen richtigen Apotheker aus mir zu machen.

Die Zeit verging im Flug, meine Lehrzeit näherte sich dem Ende, und ich bereitete mich auf das Vorexamen vor. Jeder, der zur Prüfung muß, hat Lampenfieber. Warum ich also nicht? Das sagte ich mir oft zur Beruhigung, und es tat wohl, wenn mir mein Chef gelegentlich bestätigte, er sei überzeugt, alles werde gut gehen. Doch die Spannung blieb, hatte ich doch schon in der Schule Lehrer und Prüfer der verschiedensten Art kennengelernt. Sogar Sadisten waren darunter. Ich dachte an meine Aufnahmeprüfung für das Gymnasium, als ich im Diktat den Satz richtig schreiben sollte: Da fing der Nix bitterlich zu weinen an, nahm seine herrliche Harfe und sank in die unergründlichen Tiefen der Flut.

Welcher Zehnjährige (ich war sogar erst neun) kann, noch dazu in der Streßsituation einer Prüfung, so etwas richtig schreiben?

Ich erinnerte mich der Tränen, die ich vergoß, als man mir sagte, ich hätte so ziemlich alles falsch geschrieben.

So etwa muß es bei mir ausgesehen haben:

Da *Fink* der *Nichs* bitterlich zu *W*einen an, nahm seine *H*errliche Har*v*e und san*g* in die unergründlichen Tiefen der Flu*h*t.

Als aber der Direktor diesen Satz sah, meinte er,

diese Fehler könne man bei der Beurteilung des Diktates nicht mitzählen. Sonst wäre ich mit Sicherheit durchgefallen. Dennoch sagte ich mir, daß es wohl nicht der Sinn einer Prüfung sein könne, einem Kandidaten mit allen Mitteln zu beweisen, wie unfähig er doch sei, sondern mitzuhelfen, den zukünftigen Berufskollegen seinen eigenen Weg finden zu lassen.

Mein Prinzipal hatte mich schon längst zur Prüfung angemeldet, ein Zeugnis beigefügt, Herbar und Tagebuch eingeschickt und alle Formalitäten erledigt. Alles ging seinen ordnungsgemäßen Lauf. Da bekam ich eines Tages einen Brief, der bestimmt nicht zum ›ordnungsgemäßen Verlauf‹ gehörte. Es war eine freundliche Einladung des Ersten Prüfers, ihn nach vorheriger Anmeldung doch noch vor dem Prüfungstermin zu besuchen; zu einem persönlichen Gespräch bei einer Tasse Kaffee, wie angefügt war. Da der Brief keinen amtlichen Charakter hatte, da Stempel oder Siegel einer Behörde fehlten, lag kein Grund zu der Befürchtung vor, daß etwas mit der Anmeldung nicht in Ordnung sei. Ich bedankte mich höflichst, bat meinen Chef um einen freien Tag und fuhr gespannt und erwartungsvoll nach Würzburg. Auf die Sekunde pünktlich – das war ich von Zuhause und aus meiner Apotheke gewöhnt – drückte ich auf den Klingelknopf. Ein junges Mädchen öffnete und versicherte, nachdem ich meinen Namen genannt hatte, daß mich der Herr Apotheker schon erwarte und sich auf meinen Besuch freue. War es die Höflichkeit des jungen Mädchens oder war es ihr aufgetragen, um meine Nervosität zu zerstreuen? Ich kam nicht mehr dazu, darüber nachzudenken, denn während ich eingelassen wurde, trat ein älterer Herr auf mich zu und streckte mir die Hand entgegen.

»Fein, daß Sie sich frei machen konnten für ein Gespräch mit mir. Seien Sie willkommen und sehen Sie in mir bitte nicht einen der zukünftigen Prüfer. Das schadet unserer ganz privaten Unterhaltung. Und sagen Sie auch nicht Herr Apotheker oder gar Herr Pharmazierat zu mir. Ich lasse mich viel lieber mit meinem Namen anreden.«

Dann führte er mich in einen gemütlichen Raum, in dem in einer Ecke ein kleiner Tisch und zwei Ledersessel standen. Das Mädchen brachte Kaffee und Kekse. Dieser Raum war offensichtlich die Bibliothek und das Arbeitszimmer. An den Wänden reihten sich Regale mit Büchern, und vor der großen Bücherwand stand ein alter Schreibtisch, auf dem Herbarien und Praktikanten-Arbeitsbücher lagen.

»Setzen wir uns doch«, lud er mich ein, und während er selber den duftenden Kaffee einschenkte, fuhr er in seiner Rede fort.

»Wissen Sie, es ist eine alte Angewohnheit, meine Prüfungskandidaten vor der Prüfung alle einmal persönlich kennenzulernen. In der Prüfung stehen wir alle unter Zeitdruck. Eine knappe halbe Stunde sind Sie bei mir, und da soll ich herausfinden, was

Sie können. Wer Sie aber wirklich sind, das weiß ich danach ganz bestimmt nicht. Und ich möchte es wissen, weil ich Ihnen einige Ratschläge mitgeben will, die mir sehr wichtig sind. So was aber kann man nicht pauschal erledigen. Jeder braucht einen anderen Rat, eine andere Ermunterung oder auch eine Ermahnung. Eine altmodische Einstellung? Vielleicht, aber ich kann mit Nummern oder Namen allein nicht umgehen, ich brauche die Persönlichkeit meines Gegenübers, möchte ihm in die Augen sehen können. Die Zeit, die ich dafür investiere, ist gut genutzt, für beide Teile. Ja, und nun sind Sie dran. Erzählen Sie mir von sich. Alles, was Sie für wichtig halten, und das, was Sie nicht für wichtig halten, besonders ausführlich. Ich weiß nämlich, daß gerade das Unwichtige im Leben oftmals das Wichtigste ist oder zumindest sein kann.«
Ein eigenartiger Mann, dachte ich. Voller Wärme und Verbindlichkeit, voller Wohlwollen und Hilfsbereitschaft. Ich verlor alle Hemmungen, ich vergaß sogar, daß ich meinem Prüfer gegenübersaß, der mir im Vorexamen eine entscheidende Note geben mußte. Und das war gut so, denn damit vergaß ich auch, für mich zu werben, mich so darzustellen, wie ich glaubte, den günstigsten Eindruck zu hinterlassen.
Also erzählte ich frei von der Leber weg, was ich erlebt hatte, kritisierte die strenge Erziehung durch meinen Vater, beklagte unser aller Mißgeschick durch den verlorenen Krieg und wagte sogar Kritik

an der Art der Ausbildung durch meinen Chef. Mein Gegenüber hörte mit Aufmerksamkeit und Gelassenheit zu. Er fragte nicht dazwischen, um mich nicht abzulenken. Er ließ mich reden. Erst als ich sagte, dies sei wohl alles, begann er zu antworten.

»Ihr Vater war in der Tat sehr streng mit Ihnen. Darunter haben Sie gelitten. Haben Sie aber auch bedacht, daß er nur aus Liebe zu Ihnen so war? Seine Erfahrung mit seiner Umwelt hat ihn zu der Überzeugung gebracht, daß das der rechte – für ihn der einzig rechte – Weg war. Wir alle versuchen weiterzugeben, was uns gut erscheint, was uns ein Anliegen ist, und wir alle sind wiederum ein Produkt unserer Zeit, unserer Erziehung, allerdings auch unserer eigenen Erfahrung. Gottlob, die menschliche Natur ist zäh, und wie ich sehe, ›zerschlagen‹ wurden Sie durch diese Erziehung nicht. Die Frage ist, was werden *Sie* weitergeben? Was werden Sie weitergeben können?

Als Apotheker trägt man auch zur Erziehung der Mitmenschen bei, setzt Maßstäbe, gibt oder zerstört durch sein eigenes Verhalten. Sie haben es ja selber erzählt. Es war ein Apotheker, der Freude in Ihre Kindheit brachte. Der Ton liegt hier auf Apotheker, den ich von einem Pharmazeuten sehr deutlich unterscheide. Ein Apotheker ist nämlich nicht nur ein gut ausgebildeter Arzneimittelfachmann, den man ›bestallt‹ hat und der damit die Berechtigung erwarb, eine Apotheke zu führen, zu besitzen oder in ihr Dienst zu tun, ein Apotheker – wie ich ihn sehe – ist daneben (vielleicht sollte ich sogar sagen): in erster Linie ein Mensch, der mithilft, die Sorgen und Nöte der uns anvertrauten Patienten, der Kranken und der Gesunden, zu lindern, der sich deren Vertrauen erwerben und es erhalten muß. Ohne ein Vertrauensverhältnis geht nichts gut, wenn man mit Menschen zu tun hat.

Ein Pharmazeut, nun ja, wenn ich den definieren soll, ist auch ein Apotheker, ein hervorragend ausgebildeter vielleicht; er sieht seine Tätigkeit jedoch nicht als Aufgabe, für andere dazusein, sondern er tut seine Pflicht, wie das Gesetz es ihm vorschreibt, ansonsten aber stellt er sich selbst in den Mittelpunkt seiner Bemühungen; sich und sein Wohlergehen. Pharmazeuten gibt es auch, und an ihnen ist, von den gesetzlichen Bestimmungen her gesehen, nichts, aber auch gar nichts auszusetzen. Oftmals weist sie der Beurteilungsbogen der Pharmazieräte, die ihre Apotheken besichtigen, als mustergültig aus. Aber Apotheker meiner Definition sind sie nicht.«

Hier machte er eine Pause, trank einen Schluck Kaffee und ließ mir Zeit, darüber nachzudenken, denn ich sah ihm an, daß er keine Antwort von mir erwartete, mir nur eine Denkpause geben wollte, um dann fortzufahren.

»Sie, lieber junger Kollege, haben das Glück gehabt, zwei *Apothekern* begegnet zu sein. Dem einen in ihrer Heimatstadt, dem anderen als Ihrem Prinzipal,

wenn ich das altmodische Wort gebrauchen darf; es klingt schön, und zu meiner Zeit sagte man so zu seinem Lehrchef. Sie sehen, auch ich trage Erinnerungen mit mir herum, auch ich handle oft so, wie *meine* Vorbilder, *meine* ›Erzieher‹ es taten.
Doch noch ein Wort zu Ihrer Lehrapotheke. Fast alles, was Sie an Kritik über Ihren Lehrherrn anbrachten, war sein Wohlwollen und sein Beitrag, Sie Apotheker und nicht Pharmazeut werden zu lassen. Wenn Sie das so sehen, dann ist Strenge, Genauigkeit und Verschrobenheit, wie Sie es nennen, echtes Bemühen um Sie, lieber Kollege; vielleicht manchmal etwas ungeschickt, doch voller Hingabe und Verantwortungsbewußtsein. Unsere – verstehen Sie es bitte jetzt richtig – guten, alten Apotheken sollen erhalten bleiben, sie müssen erhalten bleiben um der Menschen willen, doch sie sterben, wenn es keine Apotheker mehr gibt, wenn Pharmazeuten deren Platz einnehmen.«
Wieder machte er eine Pause.
»Antworten Sie mir jetzt nicht, denken Sie zu Hause darüber nach – beim Vorexamen sehen wir uns wieder. Dann werde ich sehen, was Sie können. Wenn Sie aber später einmal einen Rat von mir brauchen, kommen Sie wieder. Heute konnte ich Ihnen nur einen kleinen Teil meiner Anliegen mitteilen.«
Ich erhob mich, um mich zu bedanken, doch er wehrte ab, geleitete mich zur Tür und verabschiedete mich herzlich, mit einem verschmitzten Lächeln in den Augen und um den Mund.

Ein Apotheker, dachte ich, und als er mir die Hand gab, sagte ich: »Auf Wiedersehen, Herr Apotheker«, obwohl er sich das verbeten hatte. Aber er wußte wohl, warum ich es dennoch tat.

Über mein Vorexamen zu berichten, würde den Leser langweilen. Es ging gut vorbei und beendete einen ersten Abschnitt meiner Apothekerlaufbahn. Mein Chef war über das sehr gute Abschneiden mächtig stolz. Nun sei ich, nähme man vergangene Zeiten her, ein ›Herr‹, während ich vorher ein ›Subjekt‹ gewesen sei. Er verwies auf unseren großen Kollegen Theodor Fontane, dessen Werke er mir schenkte, und besonders auf einige Stellen darin, die sich mit seiner Apothekerzeit beschäftigten. Köstlich zu lesen. Als ich aber bei ›Effi Briest‹ angekommen war, fand ich eine Stelle, die war rot unterstrichen. Instetten spricht zu Effi über den Apotheker: »... Nun, ich denke, du wirst ihn kennenlernen, und zwar bald: er ist unsere beste Nummer hier, Schöngeist und Original und vor allem Seele von Mensch, was doch immer die Hauptsache bleibt.«

Jetzt verstand ich meinen guten, ›höflich-unhöflichen‹, ›mild-strengen‹ Lehrherrn erst richtig.

»*Auf der Walz*«

Auf das Vorexamen folgt, sofern man sofort einen Studienplatz bekommt, das Studium der Pharmazie. Ich mußte einige Monate warten, doch dann verlief alles reibungslos. Nach gut drei Jahren war ich bestallter Apotheker.

Was tut man nach abgeschlossener Ausbildung? Das ist recht verschieden. Man kann zur Industrie gehen, man kann die Hochschullaufbahn einschlagen, kann promovieren oder in eine Apotheke in der Stadt oder auf dem Lande gehen. Ich entschied mich für die praktische Apothekertätigkeit und begab mich zunächst einmal ›auf die Walz‹. Ich wollte die verschiedensten Apotheken in den verschiedensten Bundesländern, in der Stadt und auf dem Lande kennenlernen, große und kleine. Daher bewarb ich mich um begrenzte Vertretungen zur Urlaubszeit, bei erkrankten oder älteren Kollegen. Diese Zeit war die wertvollste Zeit meiner Ausbildung, denn ich beziehe sie noch mit ein.

Es fällt mir schwer, mich zu entscheiden, von welcher dieser Apotheken ich berichten soll. Doch drei von ihnen möchte ich vorstellen. Ich benenne sie nicht nach ihren Namen, sondern nach ihren Eigenheiten.

Die Apotheke mit dem großen Garten

Es war ein warmer Tag im Juli, als ich mich auf den Weg machte, meinen neuen Chef aufzusuchen, mich vorzustellen und vor allen Dingen, die Apotheke anzuschauen, in der ich für einige Monate arbeiten wollte. Ich hatte mir viel Zeit genommen, um auch den Ort und seine Umgebung kennenzulernen. Doch zuerst suchte ich die Apotheke. Noch kannte mich niemand. Ich konnte daher ungezwungen und neugierig alles mustern. Der Ort erschien mir freundlich, und die Menschen waren es auch. Die ich traf, grüßten mich. Das erlebt man in keiner Stadt. Ich beeilte mich daher, zumindest den älteren Leuten mit meinem Gruß zuvorzukommen. Weil es gerade Mittagszeit war, hielten sich nicht viele Menschen auf der Straße auf. Es duftete überall nach Essen. Zwei Gasthäuser luden zu billigem und ›gut bürgerlichem‹ Mittagstisch ein. Die Speisekarte an der Außenfront verhieß Gutes und in der Tat Preiswertes. Gut für mich, denn sicher würde ich in Zukunft in einem dieser Gasthäuser essen. Dieses Mal aber ging ich an beiden vorbei. Ich hatte gut gefrühstückt und wollte zuerst die Apotheke sehen. Ein vergoldeter Mörser an einem Haus zog meine Aufmerksamkeit auf sich. Das war die Apotheke, und bald roch ich auch den unverkennbaren Apothekenduft. Die Tür war geschlossen, die Türvorhänge zugezogen. Ein Schild teilte mit, der Apotheker habe sich zu Tisch begeben, in sehr dringenden Fällen sei er jedoch dienstbereit. Das *sehr* war unterstrichen. Da traut sich bestimmt keiner zu läuten, dachte ich, und der Herr Apotheker wird ein gestrenger Herr sein, der um seine Mittagsruhe kämpft. Ich betrachtete die kleinen Schaufenster, die eigentlich keine waren. Von Produktwerbung war nichts zu sehen. Dafür aber konnte man ein Barometer, ein Hygrometer und ein Thermometer bewundern und sich über die Wetteraussichten informieren. Alte Retorten und andere Arbeitsgeräte des Apothekers aus früherer Zeit, alte Bücher und Pflanzenabbildungen waren ausgestellt. Ohne erläuternde Hinweise standen oder lagen sie da. Mir gefiel das, und ich freute mich schon, die Apotheke von innen kennenzulernen. Was ich durch die Fenster sah, war eine alte Einrichtung, alt im Sinne von alt-ehrwürdig. Offene Regale und solche mit Schubladen auch dort, wo die Patienten vor dem großen Handverkaufstisch stehen. Die Emailleschilder, die den Inhalt dieser Schubladen anzeigten, waren teilweise überklebt, weil der Platz, der einmal für Tees und Teemischungen gebraucht wurde, jetzt der Aufnahme von Tabletten, Ampullen und Zäpfchen diente. Der Steinboden war abgetreten und die Fliesen schon leicht ausgehöhlt. Dennoch wirkte alles sauber und ordentlich.

Als ich eine ganze Weile dort gestanden hatte, hörte ich Schritte in der Offizin, feste und energische Schritte, wie ich fand. Ein Mann im braunen Anzug mit dunklem, kurzen und streng gescheiteltem Haar kam auf die Tür zu, entfernte das Schild und öffnete. Genau zu diesem Zeitpunkt schlug die Kirchturmuhr viermal und danach in dunkleren Tönen zweimal. Pünktlich um 14 Uhr also war die Mittagspause beendet. Der Mann – offensichtlich der Apotheker selbst – probierte, ob die Tür auch wirklich offen war, und entfernte sich wieder. Wenige Sekunden später lief ganz außer Puste ein junges Mädchen in die Apotheke, rief beim Öffnen der Tür »Ich bin's!« und verschwand im Innern. Sicher die Helferin, dachte ich, oder eine Praktikantin? Und nun kannte ich vielleicht schon die ganze Belegschaft. Es war ja eine kleine Apotheke. Aber ich war erst für 16 Uhr bestellt. Noch Zeit genug für einen Spaziergang. In dem Augenblick, in dem ich der Apotheke vorerst den Rücken kehren wollte, öffnete sich die Tür der Offizin wieder; diesmal von innen. Eine resolute, solide gekleidete, ältere Frau verließ mit einem Einkaufskorb das Haus. Sie sah sich um und bemerkte mich. Ich zog artig meinen Hut und wünschte einen guten Tag.

»Grüß Gott!« antwortete sie, wobei sie das ›ü‹ so betonte, daß ich es eigentlich hätte doppelt und mit einem ›h‹ dahinter schreiben müssen, wollte ich dem Wort den Klang verleihen, den es aus ihrem Munde bekam. Ich wußte, daß der Apotheker nicht verheiratet war und tippte daher auf die Haushälterin. Sie war es, und das erfuhr ich auch sogleich aus ihrem Mund.

»Wenn ich Sie so anschaue, dann sind Sie bestimmt

der junge Apotheker, der bei uns Kaffee trinken soll. Aber Sie sind doch erst für vier Uhr bestellt, wollen sich wohl schon mal umschauen, was? Ja, und ich bin die Haushälterin des Herrn Apotheker, damit Sie es gleich wissen«, sagte sie mit unverhohlenem Stolz. »Ich hole jetzt Kuchen vom Bäcker, extra für Sie. Was mögen Sie denn gerne? Sagen Sie es mir ruhig, noch kann ich es ja einrichten. Eigentlich wollte ich für Sie einen Käsekuchen backen. Das ist meine Spezialität, wissen Sie, und den muß man warm essen. Aber der Herr Apotheker hat gesagt, ich soll was Leichtes kaufen, es ist heute zu warm für Käsekuchen, und außerdem wird bei uns gerade die Apotheke ›gestöbert‹. Das machen wir alle Jahre im Sommer. Da sind die Leute hier gesund, oder sie haben keine Zeit, krank zu sein. Und damit wir für den Winter gerüstet sind, ›stöbern‹ wir. Aber jetzt muß ich mich beeilen. Der Herr Apotheker mag es nicht, wenn ich ›ratsche‹. Wir sehen uns ja bald wieder.«

»Kommen Sie ja nicht zu spät. Einen Herrn hat er nicht eingestellt, weil er zehn Minuten zu spät gekommen ist«, rief sie mir noch schnell zu, und mit diesen Ermahnungen verschwand sie um die Ecke zum Bäcker.

Ich war sehr froh über diesen Hinweis. Zu spät wäre ich bestimmt nicht gekommen, doch jetzt wollte ich es so einrichten, daß gerade die Kirchturmuhr die vierte Nachmittagsstunde verkündete, wenn ich die Apotheke betrat.

Es klappte genau. Auf die Sekunde war ich zur Stelle.

»Pünktlich sind Sie ja, Herr Kollege.« So empfing mich mein neuer Chef. »Na dann kommen Sie mal gleich in den Garten. Unter der Platane (unsere Lina nennt sie Plantage) duftet schon der Kaffee für uns.«

Und seiner Praktikantin rief er zu: »Jetzt wird eh' keiner kommen, aber wenn Sie mich brauchen, dann drücken Sie halt auf den Knopf.«

»Der Klingelknopf für dringende Fälle«, erklärte er mir. »In meinem Garten sind an allen gemütlichen Plätzen Glocken installiert, damit ich nicht immer im Büro sitzen muß. Man kann durch verabredete Zeichen so schön differenzieren, wie dringlich es ist, ob ich laufen muß, ob das Gespräch noch erst beendet werden kann oder ob gerade ein ›Kadi‹ auf mich wartet. Eine Einrichtung, ohne die das Leben eines Landapothekers mit Dauerdienst unerträglich wäre.«

Das erzählte er mir, während wir in den Garten gingen. Der Weg von der Offizin führte durch das Büro, das Laboratorium und einen Gewölbegang direkt in den Garten. Eine große Rasenfläche mit einer Blumenrabatte war das erste, was ich sah. Es blühte in allen Farben, Bienen umsummten die Blüten, und Schmetterlinge schwebten in der lauen Luft. Aber eine Platane sah ich nicht.

»Das hier ist ein kleiner Vorgarten, der mich immer erfreut, wenn ich aus der Apotheke komme. Den pflegt unsere Lina ganz allein. Wehe, ich würde auch nur den Versuch wagen, dort eine Blüte zu entnehmen. Ich glaube, das wäre ein Kündigungsgrund für sie. Wenn wir dort durch meinen Rosengarten gehen, dann kommen wir zu der alten Platane, unter der ich gerne meinen Kaffee trinke. Den Platz liebte schon mein Vater. Der Lina ist der Weg zwar etwas zu weit, doch bisher konnte ich mich noch behaupten. Sie will mir im Vorgarten den Kaffee servieren, und rät, einen Sonnenschirm anzuschaffen. Aber ist es unter einem Baum nicht viel schöner?«

Ich war noch gar nicht zum Sprechen gekommen, was er nicht zu bemerken schien. Aber zunächst fühlte ich mich dazu auch nicht in der Lage. Ich war zur Genüge mit Staunen beschäftigt. Ein wahres Paradies, dachte ich, und sagte es wohl auch, denn der Apotheker fuhr fort: »Und in diesem Paradies sollen Sie nun für einige Zeit Dienst tun. Ob es für Sie ein Paradies bleibt, hängt ganz von Ihnen selber ab. Wenn Sie unseren Hausdrachen, die gute alte Lina, nicht für sich gewinnen können, dann ist es hier eher eine Hölle als ein Paradies. Diese Perle ist nicht mit Gold aufzuwiegen. Schon fast 30 Jahre betreut sie mich und meine Apotheke. Deshalb fühlt sie sich als der Chef und versucht vor allen Dingen, die Angestellten zu bevormunden. Wer sich aber bei ihr durchgesetzt hat, der wird verwöhnt wie es besser nicht mehr geht. Aber dafür gibt es kein Rezept, das ich Ihnen verraten könnte. Das hängt oft an Kleinigkeiten. Na, vielleicht klappt es. Sie kennen sie ja schon von der Straße her. Mir hat sie die Begegnung mit Ihnen brühwarm geschildert und auch gleich bemerkt, daß sie sicher gut mit Ihnen auskommen wird. Weil Sie so ›artig‹ gegrüßt hätten. Vielleicht ist das ein Hinweis, wie man sie nehmen muß.«

Der Tisch unter der Platane bot Platz für 4 bis 6 Personen und war hübsch gedeckt. Kuchen lag bereit, und der Kaffee duftete betörend. Auf Einladung des Apothekers nahm ich so Platz, daß ich den hinteren Teil des Gartens überschauen konnte, den Gemüsegarten, den Kräutergarten und den Obstgarten. Im Obstgarten stand noch eine Laube mit bunten Fenstern unter einem alten Birnbaum. Zwetschen-, Kirsch-, Apfel- und Birnbäume gab es dort in großer Zahl und Auswahl. Die Begrenzung des Gartens bildeten schwarze und rote Johannisbeeren, Stachelbeeren, Himbeeren und Haselnußsträucher. Und im Kräutergarten erkannte ich viele Küchengewürze sowie etliche Heilpflanzen. Über den ganzen Garten verteilt wuchsen Königskerzen und dazwischen Stechapfelsträucher.

»Ich habe eigentlich keine große Lust, Ihnen lange Vorträge zu halten, wie Sie die Apotheke während meiner Abwesenheit betreuen sollen«, begann der Apotheker das Gespräch, während ich mich an Kaffee und Kuchen labte. »Sie haben Landapothekenerfahrung, weil Sie dort ausgebildet wurden, und über die Eigenheiten meiner Apotheke weiß die Praktikantin ausreichend Bescheid. Eine ausge-

zeichnete Kraft übrigens. Sie ist Kollegentochter und wird später einmal die Apotheke ihres Vaters übernehmen. Ich habe vor vielen Jahren dort bei ihrem Großvater ›gestiftet‹ und viel Nützliches mit auf den Weg bekommen.«
Es entstand eine Pause, in der sich mein Chef eine Zigarre anzündete. Eine kostbare Zigarre, wie mir schien, weil er viel Sorgfalt darauf verwendete. Oder war dies wieder einmal der ›Apothekertick‹, alles mit besonderer Genauigkeit und Sorgfalt zu tun? Diesem Zwang könne kein Apotheker, der nicht mehr ganz jung ist, entkommen, sagt man. Als es endlich geschafft war, die Zigarre gleichmäßig brannte und das Zündholz ausgeblasen war, lehnte er sich behaglich in seinen Sessel zurück, tat einen neuerlichen Zug und sprach weiter.
»Sie wohnen natürlich im Haus, und die Lina wird Sie betreuen. Ich erwarte Sie in zwei Tagen um 8 Uhr früh. Wahrscheinlich bin ich da schon über alle Berge.« Pause, lange Pause, während er an der Zigarre zog, leicht daran herumdrückte, wieder einen Zug tat und versonnen dem Rauch nachsah, der sich schlierenförmig in der Luft verteilte. »Ach ja«, fuhr er fort. Etwas erschrocken, kam es mir vor. »Die finanzielle Seite haben wir noch gar nicht besprochen. Solche Verhandlungen führe ich nicht gerne, wie ich überhaupt nicht gerne feilsche. Sie tun den Dienst für mich, damit ich mal rauskomme, und dafür bin ich Ihnen dankbar. Freizeit ist für mich kostbar.« Er sah hilflos und verlegen aus.

Dann sagte er: »Nennen Sie mir, was Sie sich erhofft haben, und zählen Sie gleich zehn Prozent hinzu. Das ist genehmigt. Einverstanden? Und wenn Sie einen Vorschuß wollen, dann sagen Sie das auch frei heraus. Ich möchte, daß Sie gerne für mich arbeiten und sich wohlfühlen, und dazu gehört auch, daß man etwas Geld hat.«

Ich war zwar sehr erstaunt, doch nannte ich ihm freimütig meine Forderung.

»Ausgezeichnet, dann sind wir ja fertig«, meinte er, stand auf und entließ mich.

Reichlich merkwürdig, das Verhalten zum Schluß. Er hatte mich weder seiner Praktikantin vorgestellt noch mir die Apotheke gezeigt, und die Verlegenheit bei den Lohnabsprachen schien mir auch nicht zu ihm zu passen. Von sich selbst hatte er nichts erzählt, und von mir wollte er privat auch nichts wissen. Die Bezahlung war gut. Im Haus zu wohnen und dort auch verpflegt zu werden, das gefiel mir ebenfalls. Alles andere würde sich sicher meistern lassen.

So begann ich zwei Tage später meinen Dienst. Die Praktikantin war schon in der Offizin. Als ich eintrat, drückte sie auf den ›Alarmknopf‹, und wenig später erschien Lina, hieß mich herzlich willkommen, bemächtigte sich meiner Koffer und bat mich, ihr zu folgen. Ich hatte keine Zeit, die Praktikantin zu begrüßen, so schnell ging alles. Auf dem Weg zu meinem Zimmer redete Lina unaufhörlich, sprach von *ihrem* Apotheker und wie froh sie sei, daß er nun endlich mal ausspannen könne. Sie erzählte mir, daß sie es gewesen sei, die ihn dazu bewogen habe, Ferien zu machen, und versicherte, daß ich mich hier in ihrer Obhut bestimmt wohlfühlen würde. Sie würde alles tun, denn das sei ja ihre Pflicht, und außer Arbeit kenne sie nichts auf der Welt.

Mein Zimmer lag im zweiten Stock des Hauses. Lina stellte die Koffer ab und öffnete die Tür zu einem großen, freundlichen, voll möblierten Raum mit Blick in den Garten. Die Fenster waren geöffnet, und ein würziger Gartenduft durchzog das ganze Zimmer. Lina schwieg jetzt für einige Sekunden, um mir Zeit zu lassen, meiner Freude und Befriedigung über ein so schönes Zimmer Ausdruck zu verleihen.

»Wunderbar ist es hier«, sagte ich. Dann aber griff ich schnell nach einem Koffer, um ihm meinen weißen Berufskittel zu entnehmen. Mein Dienst hatte ja schon um 8 Uhr begonnen.

»Den Kittel lassen Sie man ruhig noch hier. Erst wird mal richtig gefrühstückt, und zwar im Garten«, befahl sie und ließ keinen Widerspruch zu. Ich gehorchte. Auf dem Weg zum Garten wurde ich unaufhörlich beschwichtigt. Erstens, so erfuhr ich, komme um diese Zeit sowieso niemand in die Apotheke, weil der Arzt seine Sprechstunde erst um 9 Uhr beginne, und zweitens sei ja die Praktikantin vorne, die schon auf den ›Alarmknopf‹ drücke, wenn ich benötigt werde. Drittens hätte sie Auftrag, mich genauso zu betreuen wie ihren Apotheker, und der frühstücke eben um diese Zeit im Garten in Ruhe und Beschaulichkeit, weil Hetze der Gesundheit schade.

Der Tisch war überreichlich gedeckt. Frische Semmeln, mehrere Sorten Brot, Butter, Käse, Wurst, Honig, Marmelade (selbstgemachte natürlich), ein Ei unter einem wärmenden ›Pudel‹ und duftender Kaffee standen bereit. Lina sah mein Erstaunen. Ich müsse ja nicht alles aufessen, aber Abwechslung zum Frühstück, der wichtigsten Mahlzeit des Tages, sei nun einmal oberstes Gebot, wolle man gesund und leistungsfähig bleiben bis ins hohe Alter, hätte ihr ihr Apotheker erklärt. Und was der sage, das stimme genau, bis ins Detail, fügte sie hinzu. Von allem ein wenig zu essen, das gäbe die Garantie für ausgewogene Ernährung. Sehr wichtig sei es nämlich, sich *richtig* zu ernähren, und wenn sie an das Einerlei eines Hotelfrühstücks denke, dann wundere sie sich nicht, wie viele Menschen den Tag schon mit Unlust begännen. Käme gar noch Hetze hinzu, dann wäre der Tag restlos verloren. Ein heiterer Sinn aber, das habe schon Schopenhauer gesagt, sei das wichtigste, wolle man erfolgreich sein und für andere Menschen nützlich.

Lina ging, und ich setzte mich an diesen Frühstückstisch, der mich an das Schlaraffenland erinnerte. Ich bemerkte, daß noch ein Gedeck aufgelegt war. Die Tasse war umgedreht, damit nichts hineinfallen konnte. Später erfuhr ich, warum. Nach mir wurde die Praktikantin zum Frühstück gebeten. So wurde hier für das Wohl der Mitarbeiter gesorgt, damit sie heiter ihre Arbeit tun.

Mit Ruhe und Beschaulichkeit, wie es mir anempfohlen war, konnte ich allerdings am ersten Tag nicht frühstücken. Ich hielt mein Verweilen doch für grobe Pflichtverletzung und beeilte mich, in die Offizin zu kommen.

»Ich hoffe, Sie haben gut gefrühstückt?« empfing mich dort die Praktikantin. Dann machten wir uns miteinander bekannt. »Hier haben Sie noch nichts versäumt. Jetzt bin ich dran. Mein Frühstück wartet im Garten. Darf ich Sie allein lassen, oder soll ich Ihnen erst alles zeigen?«

»Gehen Sie nur, zeigen Sie mir lediglich den Alarmknopf, damit ich Sie rufen kann, wenn ich was nicht finde. Ich hoffe, auch hier ist alles alphabetisch eingeordnet. Dann wird es schon klappen.«

Es klappte in der Tat. Meine Landapothekenerfahrung kam mir oft zu Hilfe, so daß Schwierigkeiten ausblieben. Die Rezepte des benachbarten Arztes und seiner Kollegen aus der näheren Umgebung waren einigermaßen gut zu lesen. Wo es nicht ganz klar war, da half auch hier der Trick, den ich inzwischen gelernt hatte. Man fragt ein wenig nach den Beschwerden, nach der Anwendungsvorschrift, die der Arzt gegeben hat, und dann hilft die Sachkenntnis weiter. Der Patient ist über das Gespräch zumeist erfreut und ahnt nicht, daß der Apotheker

Leseschwierigkeiten hat. Und wenn danach immer noch nicht alles eindeutig klar ist, dann schaut man noch mal in die Spezialitätentaxe unter dem Anfangsbuchstaben nach, bis man das Präparat gefunden hat. Irrtum ausgeschlossen! Diese Sicherheit muß man allerdings haben. Der Patient braucht es nicht unbedingt zu merken, wie man sie sich verschafft hat.

Aber ich will nicht über den Apothekenalltag in der Offizin berichten. Hier sind mir die Menschen wichtiger. Mein älterer Kollege, die Lina und die Praktikantin. Die beiden letzteren geprägt durch die Persönlichkeit und das Vorbild meines Kollegen, den ich kaum kannte und der mir eigentlich etwas rätselhaft erschien.

Wer war Lina? Diese Frage beschäftigte mich. Wo kam sie her? Das wußte keiner genau zu sagen, und sie selber, die so beredsam war, ließ nichts darüber verlauten. Im Dorf erzählte man sich, der Vater des jetzigen Apothekers habe sie aus einer Trinkerheilanstalt hierher geholt, um ihr Arbeit und eine Aufgabe zu geben, damit sie ein neues Leben anfangen konnte. Als Spülmädchen und Putzfrau habe sie begonnen, und weil man ihr Freundlichkeit, Wohlwollen und Anerkennung entgegenbrachte, habe sie den Absprung geschafft, wäre bald unentbehrlich im Apothekerhaus gewesen, hätte das Kochen gelernt und sei nun die perfekteste Haushälterin, die man sich denken könne. Das konnte ich schon nach wenigen Tagen bestätigen, doch Lina war mehr, eine Seele von Mensch. Sie opferte sich auf für alle, die sie brauchten. Aber in einem Punkt war sie empfindlich. Versagte man ihr die Anerkennung, das Lob und die Achtung, dann war es aus. Jeder Mensch braucht Anerkennung und Lob, Streicheleinheiten, wie man das auch nennt, und das Erfolgserlebnis, will er nicht verkümmern. Lina brauchte von allem die doppelte Menge. Dann aber gab sie mehr, weit mehr zurück, als sie empfangen hatte. Ich respektierte sie von Anfang an, zunächst durch abwartendes Schweigen, bald aus Verstehen und Überzeugung, und so gab es keinerlei Reibereien zwischen uns. Sie sah dann wohl nur meine guten Seiten, wie sie auch nur über die guten Seiten ihres Chefs sprach. So erlebte ich wirklich das Paradies für die Wochen meines Hierseins. Selbst dann, wenn ich ihr gelegentlich ernsthaft widersprechen mußte, ging es gut aus. Ihre Ratschläge uferten manchmal zu Bevormundungen aus, die ich nicht hinnehmen konnte. Als sie mir z. B. im Labor energisch die Verwendung einer bestimmten Schale für die Bereitung einer Arznei anempfahl, mußte ich ihr deutlich sagen, daß ich der Chef in Offizin und Labor sei und ihre Einmischung nicht dulde. Vielleicht, weil die Praktikantin gerade zugegen war, vielleicht aber auch so; sie lief blaurot im Gesicht an und wollte mir jetzt sicher ihre Freundschaft kündigen. Ich erschrak heftig, doch bevor sie etwas sagen konnte, reagierte *ich*. Ich erzählte ihr eine Geschichte des Inhalts, daß jeder Mensch über besondere Fähigkeiten verfüge oder besonders ausgebildet sei, und er nur da, auf seinem Fachgebiet nämlich, das Richtige zu tun in der Lage sei. Ich verwies auf ihre Kochkünste, die niemand übertreffen könne, auf ihre Fähigkeit, dem Apothekenhaushalt vorzustehen und auf die Unmöglichkeit dort Einmischung von außen, am allerwenigsten von mir, zuzulassen. Da nickte sie, und als ich es dann gleichfalls unmöglich fand, daß sie sich in meine Angelegenheiten mischte, nickte sie wieder. Sie lächelte sogar ein wenig und verschwand eilig in die Küche. Später hörte ich, daß sie Teile meiner Geschichte anderweitig erzählt hatte, als man sich in ihre Angelegenheiten mischen wollte, und zwar ganz ohne Heftigkeit, wie es sonst nicht ihre Art war.

Über den Apotheker erfuhr ich viel Interessantes von zwei Seiten, und jedesmal anders akzentuiert und interpretiert. Von der Lina natürlich ohne zu fragen, von der Praktikantin in vielen Tischgesprächen, denn wir aßen mittags und abends zusammen im Garten oder auf der Terrasse, wenn es regnete oder zu kühl war. Lina aß in der Küche. Das war ihr Wunsch. Jeder gehöre an seinen Platz, meinte sie. Aber bevor sie den Kaffee brachte, wenn sie das Mittagsgeschirr abräumte, blieb sie gerne ein wenig da, um zu erzählen. Jetzt, da ich als Neuer da war, ging es um ihren Chef, den Herrn Apotheker, über den sie immer etwas zu berichten hatte. Sonst war es vielleicht Dorfklatsch, der herhalten mußte, und den ihr Chef sicherlich nicht so gerne hörte. So erfuhr ich von Lina, daß ihr Apotheker ein ganz besonders kluger Mann sei, daß seine Freunde, die oft bei ihm weilten, »große Tiere«, gelehrte Herren oder gar Philosophen seien, denn von alledem was diese miteinander redeten, verstehe sie kein Sterbenswörtchen.

»Wenn sie abends zusammensitzen, rauchen sie ganz teure Zigarren und trinken dunkelroten Wein, den der Herr Apotheker extra in Frankreich bestellt. Dann muß ich immer ganz groß kochen – mit vielen Gängen, und oft besorgt der Herr Apotheker das Würzen sogar selber. ›Bei gutem Essen diskutiere es sich leichter, und man lerne sich besser verstehen‹, sagt er immer und dann sagt er noch, ›das sei schon immer so gewesen. Ein Conrad von Megenberg habe das auch schon gemeint.‹ Aber das, was der gesagt hat, hört sich so komisch an, daß ich immer lachen muß, wenn der Herr Apotheker es zitiert. Ich kann es ja verstehen, eine Abwechslung braucht jeder Mensch, besonders dann, wenn er dauernd Dienst tun muß. Und Bücher hat der Herr Apotheker! In seinem Arbeitszimmer stehen schon die ganzen Wände voll, und immer kauft er noch mehr. Dort sitzt er oft bis in die frühen Morgenstunden und arbeitet. Und im Garten hat er Pflanzen, die es sonst gar nicht gibt. Von ganz weit hat er sie hergeholt, um daraus Arzneimittel zu machen. Manchmal kommt auch einer, der sich besonders für diese Pflanzen interessiert, und dann sind die beiden meistens im Labor. Aber der Herr Apotheker ist nicht nur klug, sondern auch der beste Mensch, den es gibt. Wenn einer irgendwelche Sorgen hat, dann kann er zu ihm kommen und mit ihm reden. Manchmal sind ganz wilde Typen drunter, doch auch die lädt er zum Kaffee ein. Auch in der Apotheke mögen ihn die Leute recht gerne. Zwar sind manche schon mal verärgert, wenn er mit ihnen schimpft, aber wenn ich denen sage, ›der Herr Apotheker tut das nur, weil er Ihnen helfen will‹, dann sind sie wieder zufrieden.«

Von der Praktikantin wollte ich gern Näheres wissen. Was waren das für Leute, mit denen er zusammensaß? Wie kamen die hierher, in diese doch recht verlassene, wenn auch schöne Gegend. Was züchtet er in seinem Kräutergarten und zu welchem Zweck?

»Ich wußte«, begann die Praktikantin, »daß Sie mich über kurz oder lang danach fragen. Deshalb habe ich mich in den letzten Tagen darum bemüht, ein wenig Ordnung in das zu bringen, was ich hier in den nun fast zwei Jahren meiner Praktikantenzeit gehört, gelernt und erlebt habe. Mir scheint, es sind zwei Probleme, die ihn beschäftigen. Einmal hält er die blinde Chemiegläubigkeit – so nennt er es selbst – unserer Zeit für bedenklich, den vorschnellen Einsatz von Antibiotika und anderer ›Drastika‹, ohne dem Körper die Chance zu lassen, sich selbst zu helfen, um danach dauerhafte Abwehrkräfte zur Verfügung zu haben. Statt diese körpereigenen Kräfte – durch unspezifische Reizkörpertherapie etwa – zu unterstützen oder zu mobilisieren, werden sie ›abgeblockt‹, werden sie daran gehindert, sich überhaupt auszubilden. Nur weil es als unmodern gilt, abzuwarten. Es werden Symptome behandelt und nicht die Krankheit, nicht der Mensch, wie er sagt.

Und dann versucht er, der Phytotheraphie (Krankheitsbehandlung mit Heilpflanzen) neuen Odem einzublasen, die Heilpflanzen zu rehabilitieren, die durch falsche oder übertriebene Darstellung ihrer Heilkräfte in Mißkredit geraten sind. Man schreibt nämlich auch heute noch allzugerne kritiklos aus alten Kräuterbüchern ab, ›verzapft‹ Falsches oder nur Halbwahres über die Wirkung und hat es dadurch soweit gebracht, daß niemand mehr etwas von Heilpflanzen wissen will. Da aber Heilkräfte in den Pflanzen unzweifelhaft vorhanden sind und in vieler Hinsicht den Synthetika überlegen, besonders wenn man sie in ihrer Gesamtheit wirken läßt, will mein Chef etwas unternehmen. Soviel ich weiß, schreibt er an einem großen Heilpflanzenbuch, und die Herren, die ihn besuchen, sind in der Tat namhafte Phytotherapeuten, mit denen er in regem Gedankenaustausch steht. Und Philosophen – wie Lina es sagte – kann man zumindest einige von ihnen auch nennen, denn bei den Gesprächen geht es oft recht philosophisch zu. Einer der Herren vertritt die Ansicht, daß eine Heilpflanze bei weitem nicht nur das an Heilkraft zu geben vermag, was analysierbar, meßbar oder experimentell bestimmbar ist, sondern

daß Kräfte in ihr stecken, von denen wir zunächst nur etwas ahnen können, die aber mit in die Arznei oder den Tee gelangen.
Die modernen Wissenschaftler zeigen für diese Gedanken wenig Interesse; sie verhalten sich oft sogar feindlich, und die junge Generation der Ärzte wird auch nicht gerade in dieser Richtung erzogen. Vieles, was da gesprochen wird – ich werde gelegentlich dazu eingeladen oder mein Chef berichtet mir ausführlich darüber – kann ich auch nicht ganz verstehen oder akzeptieren, doch manche Dinge leuchten bestimmt ein. Die meisten Medikamente – so sagt es mein Chef, wenn er mal ganz zornig ist – wirken dann am besten, wenn man sie nicht einnimmt. Dann ›vergiften‹ sie wenigstens nicht. Das meint er natürlich nicht so, doch er ist der Ansicht, daß das Wort und die Zeit, die beide zur Therapie gehören, heute dem Medikament untergeordnet werden, statt Vorrang zu genießen. Und dem kann ich voll zustimmen. Ob wir den Weg dahin noch einmal schaffen?«
Ich unterbrach sie. »Erstaunliche Denkanstöße sind das. Derartiges hätte ich hier nicht erwartet. Ich fürchte, was Sie da vorgetragen haben, wird mich bis ans Ende meiner Tage beschäftigen.«
Wir schauten in den Garten, zu den dort angebauten Heilpflanzen und schwiegen. Die Praktikantin sah auf die Uhr.
»Es wird Zeit, die Apotheke wieder zu öffnen. Wir wollen auch pünktlich sein, wenn der Chef nicht da

ist. Unpünktlichkeit haßt er wie wohl nichts auf der Welt, und jede Art von Nachlässigkeit rügt er ungewöhnlich heftig.«

»Wie kommen Sie eigentlich mit Ihrem Chef aus?« wollte ich wissen.

»Er hat mich mustergültig ausgebildet, etwas zu streng für meine Begriffe. Ich habe teil an allem, was hier geschieht, nur manchmal wünschte ich mir ein persönliches Gespräch. Ich habe nämlich auch meine Probleme und könnte einen Rat gut gebrauchen.«

»Wenn Sie wollen, können wir heute beim Abendessen darüber reden«, ermunterte ich sie.

»Das wäre wirklich nett. Ich hätte es nicht gewagt, darum zu bitten.«

Am Abend hörte ich ihre Beichte.

Sie habe eigentlich gar keine Freude am Apothekerberuf. Nur, weil es ihr Vater, zu dem sie ein ungemein gutes Verhältnis habe, so sehr wünsche, habe sie die Ausbildung begonnen. Viel lieber würde sie in einem kunstgewerblichen Beruf arbeiten, aber das könne sie ihrem Vater nicht antun.

Was war da zu raten? Wer einen ungeliebten Beruf ausübt, der leistet darin auch nicht viel, weil er unzufrieden ist. Wer andererseits einem Menschen, dem er so verbunden ist, eine solche Enttäuschung bereitet, der wird ewig damit belastet sein. Das war meine Meinung, und ich sagte es auch.

»Also bleibt alles beim alten. Ich muß Apothekerin werden, auch wenn ich es nicht will.«

»Sie müssen bestimmt nicht! Und Sie sollten es auch nicht. Warum sprechen Sie darüber nicht ebenso eindringlich mit Ihrem Vater? Der wird Sie bestimmt verstehen.«
»Das sagen Sie so leicht. Irgendwo ist bei jedem Menschen eine Grenze, eine Schranke, oder wie man es nennen will, da verstehen sie sich nur noch selber.«
»Wann haben Sie es das letzte Mal versucht?« wollte ich wissen.
»Nach dem Abitur. Da wurde bestimmt, daß ich Apothekerin werde.«
»Wenn Sie meinen Rat wünschen, so würde ich sagen, versuchen Sie es noch einmal, Ihren Vater zu überzeugen. Sie haben in Kürze das Vorexamen, also bereits Erfahrung und Leistung vorzuweisen. Das zählt bei Vätern viel.«
Dabei beließen wir es vorerst. Später schrieb mir die Praktikantin, sie habe Erfolg bei ihrem Vater gehabt und sei nun sehr glücklich. Dieser Mitteilung war auch eine Verlobungsanzeige beigeheftet.

Die Apotheke ohne Angestellte

Ich gestehe, daß ich heftigst erschrak, als ich dort meinen Dienst begann und mir gesagt wurde, ich sei fortan für vier Wochen mutterseelenallein, und zwar ab sofort.
»Alles, was Sie wissen müssen, Herr Kollege, steht in dem Buch, das ich Ihnen auf den Rezepturtisch

gelegt habe. Ein Generalkatalog mit einigen organisatorischen Tips für Sie persönlich. Es gibt bei mir nämlich kein Personal, außer einer Putzfrau, die jeden Abend kommt, den Boden sauber macht, abstaubt und benutzte Reibschalen putzt. Die empfindlichen Geräte müssen Sie selber reinigen. Und was sonst so an Nebenarbeit anfällt, das erledigen Sie zwischendurch. Die täglichen Arzneilieferungen auszupacken, die Waren auszuzeichnen und einzuordnen nimmt nicht viel Zeit in Anspruch. Sie werden sehen, es ist alles bestens organisiert. Ich mache das schon seit Jahren so. Warum soll ich mich mit Personal herumärgern, wenn ich es selber erledigen kann. Organisation ist alles! Die Nachmittage sind verhältnismäßig ruhig, da finden Sie Zeit für Arzneimitteluntersuchungen und Defektur*, die Rezeptur** ist nur gering, und der Handverkauf geht schnell. Meine Kunden sind schon daran gewöhnt, daß ich nicht viel rede, und Ihnen rate ich, fangen Sie das gar nicht erst an, sonst nimmt die Fragerei kein Ende.«

Mein oben geschildertes Erschrecken verstärkte sich noch mehr. So kann sich doch kein Apotheker verhalten. Er muß doch der Berater seiner Patienten sein. Warum hatte er kein Personal? War es Geiz, oder hielt es keine Helferin bei ihm aus. Ich habe es nie erfahren, denn auch von mir ließ sich dieser Apotheker nicht befragen.

* Arzneimittelherstellung in größerer Menge (Vorrat)

** Arzneimittelherstellung nach ärztlichem Rezept

Da er sogleich abreiste, stand ich allein da. Ich griff erst einmal nach besagtem Buch, dem Generalkatalog mit organisatorischen Tips für mich, und da bekam die Sache ein etwas anderes Gesicht. Das ganze Arzneimittellager der Apotheke war so mustergültig geordnet, alles so ausgeklügelt und praktisch zusammengestellt, daß ich es jetzt durchaus für möglich hielt, alles alleine zu schaffen. Und dann fand ich auf Seite drei einen Zettel, der extra für mich geschrieben war, mit Rotstift: »Für viel Quasselei mit den Kunden werden Sie keine Zeit haben. Deshalb überlegen Sie sich vor Abgabe der Arznei genau, was Sie an Anweisung mitzuliefern haben. Die Angaben müssen verständlich und klar sein. Irrtümer darf es nicht geben. Diese Disziplin ist nützlich für beide Teile und spart Zeit.«

Es wird niemanden verwundern, ich war den ganzen Tag beschäftigt. Aber es klappte. Meine Patienten zeigten Verständnis, wenn sie manchmal etwas warten mußten, da gleichzeitig drei bis vier Leute in der Offizin waren. Von Tag zu Tag ging es besser, schneller und reibungsloser. Nach der ersten Woche fand ich sogar etwas Zeit, mit den Menschen ins Gespräch zu kommen. Das hatte ich mir erhofft. Ich hielt es einfach für notwendig, mit ihnen zu reden. Das Echo war durchweg positiv. Zwar spürte ich Zurückhaltung, weil sie bisher nur kurze und knappe Auskunft gewöhnt waren, doch gelegentlich wagte auch einer eine Frage, die nicht nur das

Medikament oder dessen Anwendung betraf. Solche Fragen und Gespräche wurden häufiger, und ich hatte in der Tat nicht viel Zeit dafür. So suchte ich einen Ausweg. Ich bat darum, weiter arbeiten zu dürfen, um meine Arbeiten zu erledigen, aber gleichzeitig zuhören und antworten zu wollen. Das akzeptierte man gerne.

Mir wurde klar, daß ein Gespräch mit den Patienten auch hier erwünscht und notwendig war. Wie sehr, macht folgende Begebenheit deutlich:

»Ich weiß nicht, ob ich das überhaupt fragen soll, weil es wohl nur uns alleine angeht. Aber vielleicht gibt es da eine Medizin. Es geht um unseren Jungen. Der will nicht mehr in die Schule gehen, morgens verschläft er, und am Abend sitzt er da und geht nicht ins Bett. Seine Hausaufgaben macht er nicht, und die Noten sind so schlecht, daß er wohl nicht aufsteigen darf. Freunde hat er auch keine, und fort geht er nur ganz selten. Da hätte er doch so viel Zeit, um zu lernen, aber er tut es nicht. Mit dem Vater gibt es oft heftigen Krach. Der verlangt, daß er fleißig arbeitet, und mein Sohn will in Ruhe gelassen werden. Oft liegt er am hellichten Tag stundenlang auf dem Bett und hört Musik. So geht das doch nicht weiter. Wenn ich ihn frage, dann antwortet er nicht oder sagt, ich verstünde das doch nicht.«

»Vielleicht sollte er sich mal mit mir, einem Unparteiischen, unterhalten? Ich will ihm gerne zuhören. Ich bin älter als er, aber doch viel jünger als Sie oder

Ihr Mann. Manchmal tut es gut, sich bei einem ganz Fremden auszusprechen.«
»Ja, haben Sie denn Zeit dazu?«
»Die werde ich mir eben nehmen. Am Abend geht das schon mal.«
Erstaunen und Dankbarkeit spürte ich in dem Blick dieser Frau, die nun schnell ging. Der Junge kam tatsächlich, um sich mit mir zu verabreden. Wir sprachen lange miteinander und trafen uns öfter. Er erzählte von sich, und ich hörte zu, ich erzählte von mir, und er hörte aufmerksam zu. Mir schien, ich konnte helfen. Das war nicht einmal schwer. Ich habe dem Jungen nur die Aufmerksamkeit geschenkt, die er brauchte. Auch glaube ich nicht, daß dies eine Sache ist, die Ärzten, Psychotherapeuten oder Apothekern vorbehalten ist. Jeder sollte bemüht sein, für denjenigen Zeit zum Zuhören zu erübrigen, der es nötig hat. Der Mitmensch darf in unserem Leben nicht ausgeklammert werden, weil uns die Hetze des Alltags keine Zeit für ihn läßt. Die menschlichen Beziehungen zueinander sind ungemein wichtig und für viele die rettende Arznei, die nicht aus der Apotheke kommt, nicht aus der Retorte, sondern aus dem Herzen. Allzuoft bauen wir einen Zaun um uns auf, zum eigenen Schutz, wie wir es gerne nennen. Aber dieser Zaun, wenn er überhaupt nötig ist, muß so niedrig bleiben, daß man noch hinüberschauen kann, hinüber zum Nachbarn, hinüber zum Mitmenschen. Wer aus diesem Zaun eine hohe Betonmauer macht, wird eines Ta-

ges selber krank, und niemand merkt es, weil man es niemanden sehen läßt.
Wie im Flug verging die Zeit in dieser ›Apotheke ohne Personal‹. Ich habe viel gelernt, doch wenn ich später einmal eine eigene Apotheke leite, dachte ich mir, wird sie gewiß nicht so aussehen. Wie, das konnte ich zu diesem Zeitpunkt noch nicht sagen. Ich sammelte weiter Erfahrungen und Einsichten.

Die ganz große Apotheke in der Stadt

Kleine und mittlere Apotheken hatte ich genügend kennengelernt. Jetzt war die Großstadt-Apotheke dran, denn davon hatte ich nur gehört, sie aber nie selbst erlebt. Ich wählte eine Apotheke in einem Industriegebiet, modern aufgebaut und mit vielen Angestellten. Neben dem Chef arbeiteten dort mit mir noch drei Apotheker, sechs Helferinnen und zwei Praktikanten. Die Aufgabenbereiche waren streng aufgeteilt, doch fand ein monatlicher Wechsel statt. Zuerst steckte man mich ins Laboratorium. Zwei Helferinnen waren mir zugeteilt, und ein Praktikant arbeitete halbtags auch dort, wenn ich die eingegangenen Drogen und Chemikalien auf Identität und Reinheit untersuchte. Es gab viele Maschinen und für mich neue Apparaturen, mit denen ich erst vertraut werden mußte. Was ich als Praktikant noch mit der Hand gemacht hatte (das Salbenrühren, das Tinkturenauspressen, das Tabletten-

und Zäpfchenmachen) erledigten – zumindest teilweise – Maschinen. Eine interessante Tätigkeit, doch hier im Labor war ich zu viel Pharmazeut und zu wenig Apotheker. Auch in der Rezeptur war vieles moderner eingerichtet, als ich es bisher kannte. Wir hatten einen Augenarzt und einen Hautarzt im Haus. Deren Patienten holten natürlich ihre Arzneimittel gleich bei uns. Auf diesen Spezialgebieten der Medizin wird noch viel rezeptiert. So war ich den ganzen Tag über vollauf beschäftigt, zumal ich auch noch die Praktikanten zu unterweisen hatte.

Endlich aber war der Monat gekommen, in dem ich Dienst in der Offizin machen durfte, im Handverkauf, wie man das auch nennt. Hier kam ich mit den Patienten in direkten Kontakt, und sie waren es, die mich ganz besonders interessierten. Waren sie hier anders, anspruchsvoller, ungeduldiger, nervöser, kritischer, städtischer, was man auch immer darunter verstehen mochte? Das wollte ich herausfinden und mich darauf einstellen. Von der Rezeptur aus hatte ich schon immer mal meinen Kollegen vorne beobachtet. Aber was er mit den Patienten sprach, konnte ich nicht ergründen. Mir war nur aufgefallen, daß alles verhältnismäßig schnell, höflich, aber unverbindlich abgewickelt wurde. Vielleicht war das normal, vielleicht verlangte es die Zeit, vielleicht aber bestimmten auch die Patienten das Tempo ihrer Abfertigung.
Jetzt war ich an der Reihe. Der erste Tag brachte mir

die Erkenntnis, daß die Menschen in der Großstadt viel unpersönlicher sind als auf dem Land oder in der Kleinstadt. Ihren Apotheker kennen zumeist nur die älteren Leute, die jüngeren kaufen in der Apotheke ein wie in einem anderen Geschäft auch. Einen guten Rat, ein ermunterndes Wort, eine teilnehmende Bemerkung wünschen sie nicht. Sie sind in Eile, haben nie Zeit oder meinen es wenigstens. Die Wartecke ist fast immer leer. Wenn ein Rezept erst angefertigt werden muß, dann lassen sie sich eine Abholmarke geben und erledigen in der Zwischenzeit andere Besorgungen. Oft murren sie auch, wenn sie noch einmal wiederkommen müssen. Fragen sind sehr selten. Wenn sie vorgetragen werden, sind sie mißtrauisch oder kritisch. Der Mensch, der Apotheker unter dem weißen Kittel, scheint überflüssig zu sein. Würde er seine Hand ausstrecken, seine Hilfe anbieten, kaum einer würde sie wollen. Man lebt ja in den großen Wohnblocks auch Tür an Tür, ohne sich zu kennen, ohne ein Wort miteinander zu reden, geschweige denn, sich einander anzuvertrauen.

So gesehen, war das Verhalten der Kunden in der Apotheke durchaus normal. Und dennoch, ich wehrte mich dagegen, es zu glauben, es als Tatsache zu akzeptieren. Ich wollte etwas dagegen unternehmen, ein Experiment zunächst und dann vielleicht eine Aktion gegen die Gleichgültigkeit in der Großstadt-Apotheke.

Die Möglichkeit besaß ich. Ich alleine hatte zu verantworten, was ich im Handverkauf tat. Weisungen, außer die Arbeit in der Offizin reibungslos zu schaffen, gab es nicht. So beschloß ich, mit den Patienten zu sprechen, ihnen gewissermaßen ein Angebot zu machen, sich mit mir zu unterhalten. Ich wollte keinen Unterschied machen zwischen arm und reich, zwischen alt und jung.

Gesprächsstoff fand sich in jedem Fall. Eine Ermunterung, einen Hinweis konnte man so formulieren, daß darin eine Frage steckte, die der Patient beantworten konnte, wenn er wollte, aber auch überhören, wenn er kein Gespräch wünschte. Das kam auch vor, jedoch selten.

»Entschuldigen Sie bitte, ich habe keine Zeit für lange Erklärungen«, hörte ich nur einmal und das von einer Dame, die sich so bedeutend und klug vorkam, daß sie es wohl für unter ihrer Würde hielt, sich überhaupt mit einem ›Verkäufer‹ – so hätte sie mich bestimmt genannt – zu unterhalten. Häufiger war das Erstaunen, das Erstauntsein darüber, daß ein doch fremder Mensch sich erkundigt nach ganz persönlichen Dingen, die zwar mit den Arzneimitteln in Zusammenhang standen, doch schon ein wenig privater, persönlicher, teilnehmender waren. Ich war glücklich, wenn ich sah, daß mein Verhalten manchmal sogar Freude auslöste.

Und immer wieder geriet ich an Menschen, deren Herz so voll war, daß sie nicht länger hätten warten können, um mit jemandem zu sprechen. Vielleicht befanden sie sich schon lange auf der Suche nach ei-

nem Mitmenschen, mit dem sie hatten reden wollen, ohne ihn zu finden. In der Tat, es wird in unserer so unpersönlichen Zeit immer schwieriger, einen Menschen zu finden, dem man sich mitteilen kann, der bereit ist, zuzuhören oder gar zu helfen.
Das Experiment gelang. Ich konnte beweisen, daß der Betrieb darunter nicht litt und die Menschen es wollten oder gar brauchten, und ich konnte bereits eigene Erfahrungen aufweisen, als ich darüber mit meinen Kollegen sprach. Es war ihnen ohnehin nicht verborgen geblieben, daß ich den Handverkauf anders erledigte, als sie es gewohnt waren. Gelegentlich, wenn ich mich nicht vorne aufhielt, hatte auch schon mal einer gefragt, ob er mich sprechen könne.
So fiel es mir nicht schwer, meine Kollegen zu aktivieren, ebenso zu verfahren. Es machte ihnen sogar Spaß, und der Chef, der dieses Verhalten gleichfalls beobachtete, war recht zufrieden, meinte er doch feststellen zu können, daß der Umsatz angewachsen sei. Eine gute Tat belohnte sich obendrein von selbst.
Wir hatten aber auch viel Spaß an unserer neuen Beratertätigkeit, denn oft wurden wir nach Dingen gefragt, die so lustig waren, daß sie eine medizinisch-pharmazeutische Anekdotensammlung zieren könnten. Ob man die Augentropfen wohl vor oder nach dem Essen eintröpfeln solle, wie man eingeführte Zäpfchen aus dem After wieder herausholen könne, ob man Madenwürmer vom Obstes-

sen bekomme oder der operierte Blinddarm wohl nachwachse.
Meistens aber waren unsere Unterhaltungen mit den Patienten ernsterer Natur. Es gab ja unendlich viel zu erklären, zu ermuntern und auch zu ermahnen.

Viel wird über die Beratertätigkeit des Apothekers gesprochen. Daß sie notwendig ist, darüber besteht kein Zweifel, daß sie aber auch die ganz kleinen, unscheinbaren Dinge mit einbeziehen muß, die dem Patienten oft riesengroß und ungemein wichtig erscheinen, das darf niemand vergessen.
»Die scheinbar unbedeutenden Dinge, die Kleinigkeiten sind oftmals das Bedeutsamste in der Pharmazie«, sagte einmal mein Prinzipal zu mir. Er sagte es in anderem Zusammenhang, doch ich möchte es ganz allgemein so sehen und nicht nur in der Pharmazie. Nicht die große Hilfe ist die wertvollste, sondern Hilfe und Zuwendung zur rechten Zeit.

Ich gehöre auf's Land

Eines Tages wußte ich, wie meine Apotheke aussehen sollte. »Ich gehöre auf's Land« annoncierte ich in der Apothekerzeitung. Und das fiel auf. Nur wenige Kollegen wollten zur damaligen Zeit auf dem Land Dienst tun. An Zuschriften fehlte es nicht, und merkwürdigerweise fiel die Wahl leicht.

Eine Apotheke nämlich hatte einen großen Garten mit Blumen, Obstbäumen, Gemüse und Heilpflanzen. Der Kollege wollte sich bald zur Ruhe setzen. Weil er keine Kinder hatte, deutete er auch an, mir seine Apotheke nach einer Zeit des Kennenlernens ganz zu überlassen. Und so geschah es.

In dieser Apotheke sitze ich nun, um diese Erinnerungen aufzuschreiben. Sie ist im wesentlichen so geblieben, wie ich sie am Anfang kurz beschrieben habe. Im Garten steht jetzt mein Wohnhaus, und auf der Terrasse davor frühstücke ich, esse zu Mittag und treffe mich mit Freunden und Bekannten. Die Dienstzeit ist lang, die Freizeit nur kurz. Krankheiten lassen sich nicht reglementieren. Wer für das Wohl seiner Patienten verantwortlich ist, der muß da sein, wenn er gebraucht wird. Die »Alarmglokke«, einst als Kuriosum empfunden, fehlt auch hier nicht. Auf der Terrasse, im Garten und an allen schönen Plätzen hört man sie.

Viele Praktikanten (als es sie noch gab) sind durch meine Hände gegangen. Ich habe mich bemüht, sie zu Apothekern zu erziehen. Anlernhelferinnen wurden von mir unterwiesen und gründlich ausgebildet, aber meine ganze Liebe gehört den Heilpflanzen, den Gewürzkräutern, den Pilzen und den Beeren, ja eigentlich der gesamten Natur.

Meine Patienten, die Kunden der Apotheke sagt man wohl heute, haben sich an mich gewöhnt, sie akzeptieren meine Einstellung zur Arznei und zur Krankheit und holen gerne meinen Rat ein, der darauf ausgerichtet ist, die Menschen zu ermuntern, gesünder zu leben und sich nicht darin erschöpft, ein rezeptfreies Arzneimittel zu empfehlen, sondern vielmehr erreichen will, Krankheiten zu verhüten. Das Wort steht am Anfang, die Arznei kommt erst danach.

Altmodisch? Vielleicht! Ich bin aber überzeugt, daß es so richtig ist. – Doch es gibt auch andere Einstellungen.

Bei einer Fortbildungsveranstaltung saß ich neben einem ganz jungen Kollegen, der mir im Gespräch voller Begeisterung erzählte, wie er aus der Apotheke seines Vaters nun endlich eine moderne Apotheke machen wolle, modern in jeder Beziehung, wie er sagte. Ich hörte ihm aufmerksam zu. Auch von jungen Kollegen kann man viel lernen. Aber als er geendet hatte, war ich bestürzt. Diesen Gedanken konnte ich mich nicht anschließen. In seiner Rede kamen so erschreckend oft die Worte ›Umsatz und

Gewinn‹ vor, das Wort ›Mensch‹ hatte ich nicht gehört, und von Hilfsbereitschaft war auch nicht die Rede; dafür viel von Rentabilität. – Sicher eine Ausnahme, dachte ich zu meinem Trost. Geantwortet habe ich meinem Kollegen nicht. Er hätte mich jetzt sicher noch nicht verstanden.

Inhalt